पतंजलि
योग सूत्र

स्वामी विवेकानंद पर केंद्रित साहित्य

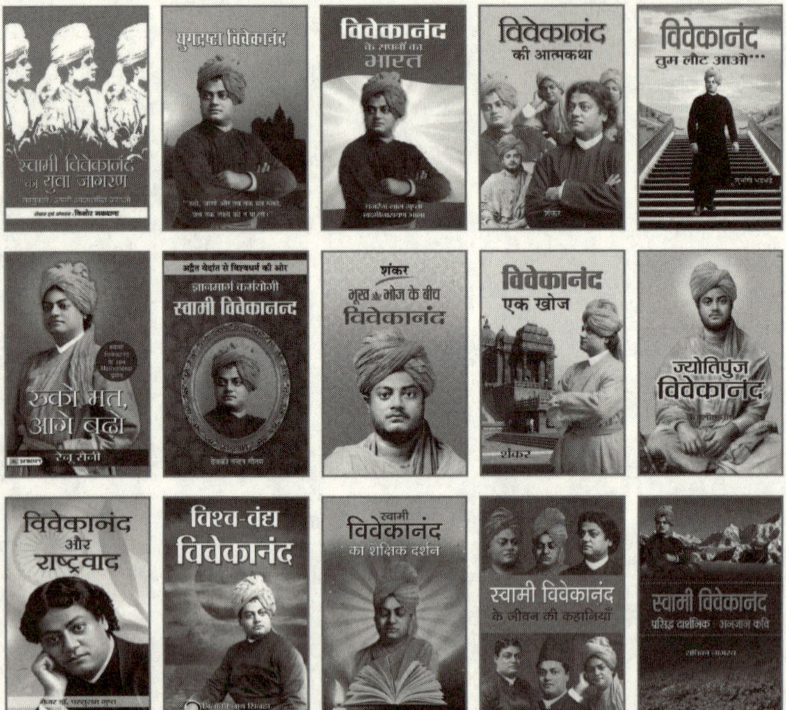

पतंजलि योग सूत्र

स्वामी विवेकानंद

प्रभात प्रकाशन

प्रकाशक
प्रभात प्रकाशन प्रा. लि.
4/19 आसफ अली रोड, नई दिल्ली–110002
फोन : 011–23289777 • हेल्पलाइन नं. : 7827007777
इ–मेल : prabhatbooks@gmail.com ❖ वेब ठिकाना : www.prabhatbooks.com

संस्करण
2026

पेपरबैक मूल्य
तीन सौ रुपए

मुद्रक
यश प्रिंटोग्राफिक्स, नोएडा

PATANJALI YOGA SOOTRA
by Swami Vivekananda

Published by **PRABHAT PRAKASHAN PVT. LTD.**
4/19 Asaf Ali Road, New Delhi-110002

ISBN 978-93-5521-355-6

₹ 300.00 (PB)

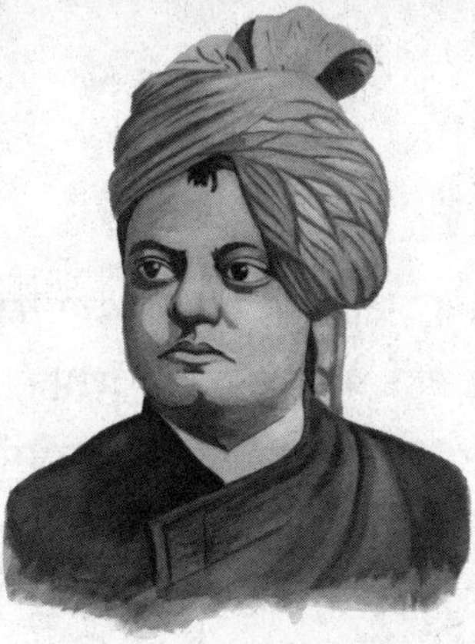

पुस्तक परिचय

स्वामी विवेकानंद ने भारत में उस समय अवतार लिया, जब यहाँ हिंदू धर्म के अस्तित्व पर संकट के बादल मँडरा रहे थे। पंडित-पुरोहितों ने हिंदू धर्म को घोर आंडबरी और अंधविश्वासपूर्ण बना दिया था। ऐसे में स्वामी विवेकानंद ने हिंदू धर्म को एक पूर्ण पहचान प्रदान की। इसके पहले हिंदू धर्म विभिन्न छोटे-छोटे संप्रदायों में बँटा हुआ था। तीस वर्ष की आयु में स्वामी विवेकानंद ने शिकागो (अमेरिका) में आयोजित विश्व धर्म संसद् में हिंदू धर्म का प्रतिनिधित्व किया और इसे सार्वभौमिक पहचान दिलवाई।

गुरुदेव रवींद्रनाथ टैगोर ने एक बार कहा था, "यदि आप भारत को जानना चाहते हैं, तो विवेकानंद को पढ़िए। उनमें आप सबकुछ सकारात्मक ही पाएँगे, नकारात्मक कुछ भी नहीं।"

रोम्या रोलाँ ने उनके बारे में कहा था, "उनके द्वितीय होने की कल्पना करना भी असंभव है। वे जहाँ भी गए, सर्वप्रथम हुए···हर कोई उनमें अपने नेता का दिग्दर्शन करता। वे ईश्वर के प्रतिनिधि थे तथा सब पर प्रभुत्व प्राप्त कर लेना ही उनकी विशिष्टता थी। हिमालय प्रदेश में एक बार एक अनजान यात्री उन्हें देख ठिठककर रुक गया और आश्चर्य से चिल्ला उठा, "शिव! यह ऐसा हुआ मानो उस व्यक्ति के आराध्य देव ने अपना नाम उनके माथे पर लिख दिया हो।"

उनतालीस वर्ष के संक्षिप्त जीवनकाल में स्वामी विवेकानंद जो काम कर

गए, वे आनेवाली अनेक शताब्दियों तक पीढ़ियों का मार्गदर्शन करते रहेंगे।

वे केवल संत ही नहीं थे, एक महान् देशभक्त, प्रखर वक्ता, ओजस्वी विचारक, रचनाधर्मी लेखक और करुण मावनप्रेमी भी थे। अमेरिका से लौटकर उन्होंने देशवासियों का आह्वान करते हुए कहा था, ''नया भारत निकल पड़े मोची की दुकान से, भड़भूजे के भाड़ से, कारखाने से, हाट से, बाजार से; निकल पड़े झाड़ियों, जंगलों, पहाड़ों, पर्वतों से।''

और जनता ने स्वामीजी की पुकार का उत्तर दिया। वह गर्व के साथ निकल पड़ी। गांधीजी को आजादी की लड़ाई में जो जन-समर्थन मिला, वह विवेकानंद के आह्वान का ही फल था। इस प्रकार वे भारतीय स्वतंत्रता-संग्राम के भी एक प्रमुख प्रेरणा-स्रोत बने।

उनका विश्वास था कि पवित्र भारत वर्ष धर्म एवं दर्शन की पुण्यभूमि है। यहीं बड़े-बड़े महात्माओं तथा ऋषियों का जन्म हुआ, यही संन्यास एवं त्याग की भूमि है तथा यहीं, केवल यहीं आदिकाल से लेकर आज तक मनुष्य के लिए जीवन के सर्वोच्च आदर्श एवं मुक्ति का द्वार खुला हुआ है।

उनके कथन—''उठो, जागो, स्वयं जगकर औरों को जगाओ। अपने नर-जन्म को सफल करो और तब तक रुको नहीं, जब तक कि लक्ष्य प्राप्त न हो जाए।'' पर अमल करके व्यक्ति अपना ही नहीं, सार्वभौमिक कल्याण कर सकता है। यही उनके प्रति हमारी सच्ची श्रद्धांजलि होगी।

प्रस्तुत पुस्तक 'पतंजलि योग सूत्र' में स्वामीजी ने सरलतम व्याख्या के साथ पतंजलि के योग दर्शन को पाठकों के सामने रखा है, ताकि एक सामान्य अभ्यासकर्ता भी इसका पूरा लाभ ले सके। इस दृष्टि से यह उनकी एक श्रेष्ठतम कृति कही जा सकती है।

□

अनुक्रम

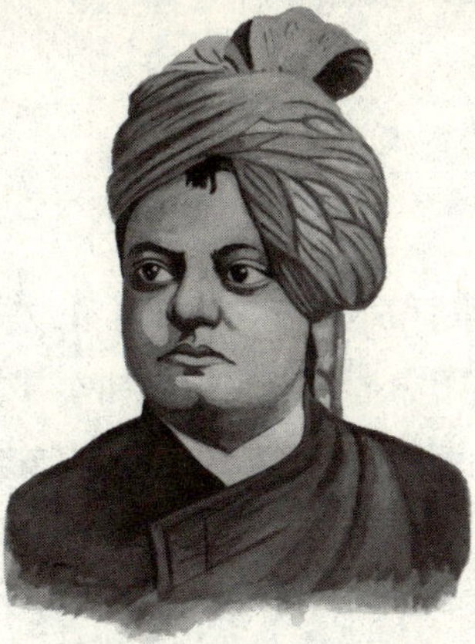

पहला अध्याय

समाधिपाद

अथ योगानुशासनम् ।। 1.1 ।।

यहाँ से अब गुरु-शिष्य परंपरा से प्राप्त योगविषयक शास्त्र आरंभ करते हैं।

योगश् चित्तवृत्तिनिरोधः ।। 1.2 ।।

चित्त की वृत्तियों का निरोध (रुकना, हट जाना) ही योग है।

व्याख्या : यहाँ बहुत सी बातें समझाने की आवश्यकता है। पहले, हमें यह समझ लेना होगा कि यह चित्त और ये वृत्तियाँ हैं क्या? वास्तव में आँखें नहीं देखतीं हैं। यदि मस्तिष्क में स्थित दर्शनेंद्रिय को नष्ट कर दो, तो भले ही तुम्हारी आँखें रहें, आँखों की पुतलियाँ भी साबुत रहें और आँख के ऊपर जिस छवि के पड़ने से दर्शन होता है, वह भी रहे, फिर भी आँखें देख न सकेंगी। अतः आँख दर्शन को गौण यंत्र मात्र हुई, वह वास्तव में दर्शनेंद्रिय नहीं है। दर्शनेंद्रिय तो मस्तिष्क के अंतर्गत स्नायुकेंद्र में अवस्थित है। अतएव हमने देखा कि दर्शनक्रिया के लिए केवल दो आँखें खुली रखकर सो जाना है। वस्तु का चित्र आँखों पर बना हुआ है, दर्शनेंद्रिय भी है, लेकिन और एक तीसरी वस्तु की आवश्यकता है—वह है, मन। मन को इंद्रिय के साथ संयुक्त रहना चाहिए। अतः दर्शनक्रिया के लिए चक्षुरूप बहिर्यंत्र, मस्तिष्क में स्थित स्नायुकेंद्र और मन—ये तीन चीजें चाहिए। कभी-कभी ऐसा होता है

कि रास्ते में गाड़ियाँ दौड़ती हुई निकल जाती हैं, लेकिन तुम उन्हें देख नहीं पाते, क्योंकि तब तुम्हारा मन दर्शनेंद्रिय के साथ संयुक्त नहीं रहता। अतएव प्रत्येक अनुभव-क्रिया के लिए पहले तो बाहर का यंत्र, उसके बाद इंद्रिय और तृतीयत: इन दोनों के साथ मन का योग चाहिए। मन विषय के अभिघात से उत्पन्न हुई संवेदना को और भी अंदर ले जाकर निश्चयात्मिका बुद्धि के सामने पेश करता है। जब बुद्धि से प्रतिक्रिया का यह मिश्रण पुरुष अर्थात् आत्मा के सामने लाया जाता है तब वह पुरुष इस मिश्रण को एक (ससीम) वस्तु के रूप में अनुभव करता है। पाँचों इंद्रियाँ, मन, निश्चयात्मिका बुद्धि और अहंकार को मिलाकर 'अंत:करण' कहते हैं। ये सब मन के उपादानस्वरूप चित्त के भीतर होनेवाली भिन्न-भिन्न प्रक्रियाएँ हैं। चित्त में उठनेवाली विचार-तरंगों को वृत्ति (भँवर) कहते हैं।

अब प्रश्न यह है कि यह विचार है क्या चीज? गुरुत्वाकर्षण यहा विकर्षण-शक्ति के समान विचार भी एक शक्ति है। प्रकृति के अक्षय शक्ति-भंडार से चित्त नामक करण कुछ शक्ति को ग्रहण कर लेता है, अपने में आत्मसात् कर लेता है और उसे विचार के रूप में बाहर भेजता है। यह शक्ति हमें खाद्यान्न के जरिए प्राप्त होती है। इस खाद्यान्न से शरीर गति आदि की शक्ति प्राप्त करता है। दूसरी अर्थात् सूक्ष्मतर व्यक्तियों को यह विचार के रूप में बाहर भेजा है। अतएव मन चेतन नहीं है, फिर भी वह चेतन सा प्रतीत होता है। क्यों? इसलिए कि चेतन आत्मा उसके पीछे है। तुम ही एकमात्र चेतन पुरुष हो। मन तो केवल एक करण अर्थात् यंत्र मात्र है, जिसके द्वारा तुम बाह्य जगत् की उपलब्धि करते हो। इस पुस्तक की ही बात लो। बाहर उसका पुस्तकरूपी अस्तित्व नहीं है, बाहर वस्तुत: नहीं है। बाहर वस्तुत: जो है, वह तो अज्ञात और अज्ञेय है। वह केवल संकेत देनेवाला कारण मात्र है, जैसे—पानी में एक पत्थर फेंकने पर पानी प्रवाहकार में बँटकर उस पत्थर पर प्रतिघात करता है, ठीक वैसे ही वह अज्ञात वस्तु जाकर मन में आघात प्रदान करती है और मन से पुस्तक के रूप में एक प्रतिक्रिया होती है। यथार्थ बहिर्जगत् तो संकेत देनेवाला कारण मात्र है, जिससे मानसिक प्रतिक्रिया होती

है। एक पुस्तक का रूप, हाथी का रूप, मनुष्य का रूप बाहर कोई अस्तित्व नहीं रखता। हम जो कुछ जानते हैं, वह बाहर के संकेत से होनेवाली हमारी मानसिक प्रतिक्रिया मात्र है। जॉन स्टुअर्ट मिल ने कहा है, "संवेदना की नित्य संभाव्यता का नाम जड़ पदार्थ है।" बाहर जो है वह है, केवल इस प्रतिक्रिया को उत्पन्न करनेवाला संकेत मात्र है। उदाहरणार्थ, मोती की एक सीप को लो। तुम लोग जानते हो, मोती किस तरह पैदा होता है ? कोई पराश्रयी कीटाणु सीप में घुस जाता है और उसमें क्षोभ उत्पन्न करने लगता है। इससे वह सीप उस कीटाणु के चारों ओर 'एनामेल' के समान एक प्रकार का लेप सा डालने लगती है। बस उसी से मोती तैयार होता है। यह सारा अनुभवात्मक जगत् मानो हमारे अपने उस लेप के समान है और यथार्थ जगत् मानो केंद्र के रूप में कीटाणु है। सामान्य मनुष्य उसे कभी समझ न सकेगा, क्योंकि जब कभी वह उसे समझने की कोशिश करता है, त्यों ही वह बाहर मानो अपना लेप डालने लगता है और अपने उस लेप को ही देखता है। अब हम समझें कि वृत्ति का सच्चा अर्थ क्या है ?

मनुष्य का जो असल स्वरूप है, वह मन का अतीत है। मन तो उसके हाथों एक यंत्रस्वरूप है। उसी का चैतन्य इस मन के माध्यम से अनुस्त्रवित हो रहा है। जब तुम इस मन के पीछे द्रष्टा रूप से स्थित हो जाते हो, तभी वह चैतन्य मन होता है। जब मनुष्य इस मन को बिल्कुल त्याग देता है, तो उस मन को संपूर्ण नाश हो जाता है, उसका अस्तित्व ही नहीं रह जाता। अब समझ में आ गया कि चित्त का क्या तात्पर्य है ? वह मन का उपादानस्वरूप है और वृत्तियाँ उस पर उठनेवाली लहरें और तरंगें हैं। ज्यों ही बाहर के कुछ कारण उस पर कार्य करने लगते हैं, त्यों ही वह तरंगरूप धारण कर लेता है। हम जिसे जगत् कहते हैं, वह तो इन वृत्तियों की समष्टि मात्र है।

हम लोग सरोवर की तली को नहीं देख सकते, क्योंकि उसकी तह छोटी-छोटी लहरों से व्याप्त रहती है। उस तली की झलक मिलना तभी संभव है, जब ये सारी लहरें शांत हो जाएँ और पानी स्थिर हो जाए। यदि पानी गंदला हो या सारे समय उसमें हलचल होती रहे, तो वह तली कभी दिखाई न देगी।

यदि पानी निर्मल हो और उसमें एक भी लहर न रहे, तब हम उस तली को अवश्य देख सकेंगे। यह चित्त मानो उस सरोवर के समान है और हमारा असल स्वरूप मानो उसकी तली है। प्रवृत्तियाँ उस पर उठनेवाली लहरें हैं। फिर यह भी देखा जाता है कि यह मन तीन प्रकार की अवस्थाओं में रहता है। एक है, तम की अर्थात् अंधकारमय अवस्था, जैसा कि हम पशुओं और अत्यंत मूर्खों में पाते हैं। ऐसे मन की प्रवृत्ति केवल औरों को क्षति पहुँचाने में ही होती है। मन की इस अवस्था में और दूसरा कोई विचार ही नहीं सूझता। दूसरा है—रज अर्थात् मन की क्रियाशील अवस्था, जिसमें केवल प्रभुत्व और भोग की इच्छा रहती है। उस समय यही भाव रहता है कि मैं शक्तिमान होऊँगा और दूसरों पर प्रभुत्व करूँगा। तीसरा है—सत्त्व अर्थात् मन की गंभीर और शांत अवस्था, जिसमें समस्त तरंगें शांत हो जाती हैं और मानस-सरोवर का जल निर्मल हो जाता है। यह कोई जड़ावस्था नहीं है, प्रत्युत यह तो तीव्र क्रियाशील अवस्था है। शांत होना शक्ति की महत्तम अभिव्यक्ति है। क्रियाशील होना तो सहज है बस। लगाम ढीली का कर दो, तो घोड़े स्वयं तुम्हें भगा ले जाएँ। यह तो कोई भी कर सकता है। शक्तिमान् पुरुष तो वह है, जो इन तेज घोड़ों को थाम सके। किसमें अधिक शक्ति लगती है, लगाम ढीली कर देने में अथवा उसे थामे रखने में ? शांत मनुष्य और मंद बुद्धिवाले मनुष्य एक समान नहीं हैं। सत्त्व को कहीं मंद बुद्धि या आलस्य न समझ बैठना। शांत मनुष्य वह है, जो मन की इन लहरों को अपने वश में लाने में समर्थ हुआ है। क्रियाशीलता निम्नतर शक्ति की अभिव्यक्ति है और शांत भाव उच्चतर शक्ति की।

यह चित्त अपनी स्वाभाविक पवित्र अवस्था को फिर से प्राप्त करने के लिए सतत चेष्टा कर रहा है, किंतु इंद्रियाँ उसे बाहर खींचे रखती हैं। उसका दमन करना, उसकी इस बाहर जाने की प्रवृत्ति को रोकना और उसे लौटाकर उस चैतन्यघन पुरुष के पास ले जानेवाले रास्ते पर लाना, यही योग का पहला सोपान है, क्योंकि केवल इसी उपाय से चित्त अपने यथार्थ रास्ते पर आ सकता है।

यद्यपि उच्चतम से लेकर निम्नतम तक सभी प्राणियों में यह चित्त

विद्यमान है, तथापि केवल मनुष्य शरीर में ही हम उसे बुद्धिरूप में विकसित देख पाते हैं। जब तक यह चित्त बुद्धि का रूप धारण नहीं कर लेता, तब तक उसके लिए इन सब विभिन्न सोपानों में होते हुए लौटकर आत्मा को मुक्त करना संभव नहीं। यद्यपि गाय या कुत्ते के भी मन हैं, लेकिन उनके लिए सद्योमुक्ति असंभव है, क्योंकि उनका चित्त अभी बुद्धि का रूप धारण नहीं कर सकता।

यह चित्त अवस्था भेद से बहुत से रूप धारण करना है, जैसे—क्षिप्त, मूढ़, विक्षिप्त, एकाग्र और निरुद्ध। क्षिप्त में मन चारों और बिखर जाता है और कर्मवासना प्रबल रहती है। इस अवस्था में मन की प्रवृत्ति केवल सुख और दुःख, इन दो भावों में ही प्रकाशित होने की होती है। मूढ़ अवस्था तमोगुणात्मक है और इसमें मन की प्रवृत्ति केवल औरों का अनिष्ट करने में होती है। विक्षिप्त (क्षिप्त से विशिष्ट) अवस्था वह है, जब मन अपने केंद्र की ओर जाने का प्रयत्न करता है। यहाँ पर टीकाकर कहते हैं कि विक्षिप्त अवस्था देवताओं के लिए स्वाभाविक है और क्षिप्त तथा मूढ़ावस्था असुरों के लिए। एकाग्र अवस्था तभी होती है, जब मन निरुद्ध होने के लिए प्रयत्न करता है और निरुद्ध अवस्था ही हमें समाधि में ले जाती है।

तदा द्रष्टुः स्वरूपेऽवस्थानम्।। 1.3।।

उस समय द्रष्टा की अपने निज रूप में स्थिति हो जाती है।

व्याख्या : ज्यों ही लहरें शांत होती हैं और पानी स्थिर हो जाता है, त्यों ही हम सरोवर की तली को देख पाते हैं। मन के बारे में भी ठीक ऐसा ही समझो। जब यह शांत हो जाता है, तब हम देख पाते हैं कि अपना असली स्वरूप क्या है ? फिर हम उन तरंगों के साथ अपने आपको एकरूप नहीं कर लेते, वरन् अपने स्वरूप में अवस्था में अवस्थित रहते हैं।

वृत्तिसारूप्यम् इतरत्र।। 1.4।।

वृत्ति के समान रूप, जैसा द्रष्टा यहाँ से इससे भिन्न अवस्थिति में होता है।

व्याख्या : उदाहरणार्थ, मान लो कि किसी ने मेरी निंदा की। बस, वह

मेरे मन में एक वृत्ति उठा देता है और मैं उसके साथ अपने आपको एकरूप कर देता हूँ। इसका परिणाम होता है—दुःख।

वृत्तयः पञ्चतय्यः क्लिष्टाक्लिष्टाः ।। 1.5 ।।

वृत्तियाँ पाँच रूपोंवाली क्लिष्ट या अक्लिष्ट प्रकार की होती हैं।

प्रमाणविपर्ययविकल्पनिद्रास्मृतयः ।। 1.6 ।।

ये वृत्तियाँ हैं प्रमाण, विपर्यय, विकल्प, निद्रा एवं स्मृति (पाँच प्रकार)।

प्रत्यक्षानुमानागमाः प्रमाणानि ।। 1.7 ।।

प्रत्यक्ष, अनुमान और आगम, प्रमाणानि—ये प्रमाण हैं।

व्याख्या : यदि हम किसी प्रकार आँख और कान के भ्रम में न पड़े हों, तो हम जो कुछ देखते या अनुभव करते हैं, उसे 'प्रत्यक्ष' कहा जाएगा। मैं इस दुनिया को देखता हूँ, बस। यह उसके अस्तित्व का पर्याप्त प्रमाण है। दूसरा है अनुमान—लक्षण-से-लक्ष्य वस्तु पर आना। तुमने कोई संकेत देखा और उससे तुम लक्ष्य वस्तु पर आ गए जिसका कि वह संकेत है। तीसरा है, आप्तवाक्य-योगियों अर्थात् सत्यद्रष्टा ऋषियों की प्रत्यक्ष अनुभूति। हम सभी ज्ञान की प्राप्ति के लिए सतत संघर्ष कर रहे हैं, लेकिन तुम्हें और मुझे उसके लिए कठोर संघर्ष करना पड़ता है। दीर्घकाल तक विचाररूप क्लांतिकर रास्ते से होकर अग्रसर होना पड़ता है, किंतु विशुद्ध-सत्त्व योगी इन सबके पार चले गए हैं। उनके मनःचक्षु के सामने भूत, भविष्य और वर्तमान सब एक हो गए हैं। उनके लिए वे सब मानो एक पाठ्य-पुस्तक के समान हैं। हम लोगों को ज्ञानलाभ के लिए जिस क्लांतिकर प्रणाली से होकर जाना पड़ता है, उनके लिए उसकी फिर और आवश्यकता नहीं रह जाती। उनका वाक्य ही प्रमाण हैं। यदि वर्तमान समय में ऐसे मुनष्य हों, तो उनकी बात भी अवश्य प्रमाण होगी। दूसरे, दार्शनिकों ने इस आप्त के बारे में बहुत से तर्क-वितर्क किए हैं। उनका प्रश्न है कि आप्त वाक्य को सत्य क्यों माना जाए? इसका उत्तर यह है कि वह उनकी प्रत्यक्ष अनुभूति है। यदि वह पहले किए हुए अनुभव की विरोधी न हो, तो मैं जो कुछ देखता हूँ, वह प्रमाण है और तुम भी जो कुछ देखते हो, वह प्रमाण है। ठीक इसी तरह इंद्रियों के भी अतीत एक ज्ञान है।

जब कभी यह ज्ञान युक्ति और मनुष्य की पूर्वानुभूति का खंडन नहीं करता, तब वह प्रमाण है।

ठीक इसी तरह इंद्रियों के भी अतीत एक ज्ञान है। जब कभी यह ज्ञान युक्ति और मनुष्य की पूर्वानुभूति का खंडन नहीं करता, तब वह भी प्रमाण है। यदि कोई पागल इसके कमरे में घुस आए और कहने लगे, "मैं चारों ओर देवदूत देख रहा हूँ", तो वह प्रमाण न कहा जाएगा। पहले तो वह ज्ञान सत्य होना चाहिए। दूसरे, वह पहले के किसी ज्ञान का खंडन न करे और तीसरे, वह उस मनुष्य के चरित्र पर आधारित हो। मैंने बहुतों को यह कहते सुना है कि मनुष्य का चरित्र उतने महत्त्व का नहीं है, जितना कि उसके शब्द। वह क्या कहता है ? बस, उसी को पहले सुनो। अन्य विषयों के संबंध में यह बात भले ही सत्य हो, लेकिन धर्म के संबंध में तो यह संभव नहीं। एक व्यक्ति दुष्ट स्वभाववाला होता हुआ भी ज्योतिष के बारे में कुछ आविष्कार कर सकता है, लेकिन धर्म के बारे में बात अलग है, क्योंकि कोई भी अपवित्र मनुष्य धर्म के यथार्थ सत्य को किसी काल में प्राप्त नहीं कर सकता। अतएव सबसे पहले हमें देखना होगा कि जो व्यक्ति अपने आपको आप्त कहकर ढिंढोरा पीटता है, वह पूर्णतया निस्स्वार्थ और पवित्र भी है या नहीं ? तीसरे, वह जो कुछ कहता है, वह मनुष्य जाति के किसी पूर्वज्ञान या पूर्व-अनुभव का खंडन हो नहीं करता। आविष्कृत कोई भी नया सत्य पूर्वकालीन किसी सत्य का खंडन नहीं करता, वरन् वह तो पूर्व सत्य के साथ पूरी तरह मेल खाता है। चौथे, दूसरों के लिए उस सत्य की प्राप्ति करना संभव होना चाहिए। यदि कोई मनुष्य कहे कि मुझे एक दर्शन हुआ है और साथ ही वह यह भी बोले कि केवल मैं ही उसे देख सकता हूँ, किसी अन्य के वश की वह बात नहीं, तो मैं उसकी बात पर विश्वास नहीं करता। प्रत्येक मनुष्य स्वयं प्रत्यक्ष उपलब्धि करके यह देख सके कि वह सत्य है या नहीं ? फिर जो व्यक्ति अपना ज्ञान बेचता फिरता है, वह आप्त नहीं है ये सब शर्तें अवश्य पूरी होनी चाहिए। तुम्हें पहले देखना होगा कि वह व्यक्ति पवित्र और निस्स्वार्थ है, उसमें धन-संपत्ति या नाम-यश की तृषा नहीं है। दूसरे, उसके जीवन में यह प्रकट होना

चाहिए कि वह अतिचेतन भूमि पर पहुँच गया है। तीसरे, उसे हम लोगों को ऐसा कुछ देना चाहिए, जो हम इंद्रियों से न पा सकते हों और जो संसार के कल्याण के लिए हो। साथ ही, वह किसी दूसरे सत्य का खंडन न करे। यदि वह दूसरे वैज्ञानिक सत्यों का खंडन करता हो, तो उसे तुरंत त्याग दो। चौथे, वह व्यक्ति किसी सत्य की ठेकेदारी न करे अर्थात् वह ऐसा न कहे कि इस सत्य में मेरा ही अधिकार है, किसी दूसरे का नहीं। वह अपने जीवन में उसी को कार्यरूप में परिणत करके दिखाए, जो दूसरों के लिए भी प्राप्त करना संभव हो। अतएव, प्रमाण तीन प्रकार के हुए—प्रत्यक्ष अर्थात् इंद्रियों द्वारा विषयों की अनुभूति, अनुमान और आप्तवाक्य। मैं इस 'आप्त' शब्द का अंग्रेजी में अनुवाद नहीं कर सकता। इसे प्रेरणा प्राप्त शब्द द्वारा व्यक्त नहीं किया जा सकता, क्योंकि यह प्रेरणा बाहर से आती है और यहाँ जिस ज्ञान की बात हो रही है, वह भीतर से आता है। इसका शाब्दिक अर्थ है—'जिन्होंने पाया है।'

विपर्ययो मिथ्याज्ञानम् अतद्रूपप्रतिष्ठम्।। 1.8।।

जो उस वस्तु के स्वरूप में प्रतिष्ठित नहीं है ऐसा, मिथ्या ज्ञान विपर्यय है।

व्याख्या : दूसरे प्रकार की वृत्ति है (एक वस्तु में किसी दूसरे वस्तु की भ्रांति, जैसे शुक्ति में रजत का भ्रम) इसे 'विपर्यय' कहते हैं।

शब्दज्ञानानुपाती वस्तुशून्यो विकल्पः।। 1.9।।

शाब्दिक ज्ञान के साथ उत्पन्न या शब्दजनित बोध के अनुसार प्रतीति और जिसका विषय वास्तव में नहीं है, विकल्प है।

व्याख्या : 'विकल्प' नामक और एक प्रकार की वृत्ति है। कोई बात हम सुनते हैं और उसके अर्थ पर शांतभाव से विचार न कर झट से एक सिद्धांत गढ़ लेते हैं। यह चित्त की कमजोरी का लक्षण है। अब संयमवाद अच्छी तरह समझ में आ सकेगा। मनुष्य जितना कमजोर होता है, उसकी संयम की शक्ति उतनी ही कम रहती है। तुम अपने आपको सदा इस संयम की कसौटी पर कसो। जब तुममें क्रोध या दुखित होने का भाव आए, तो उस समय विचार करके देखना कि यह कैसे हो रहा है? यह कैसे है कि कोई खबर तुम्हारे

पास आते ही तुम्हारे मन को वृत्तियों में परिणत किए दे रही है ?

अभावप्रत्ययालम्बना वृर्त्ति निद्रा ।। 1.10 ।।

अभाव के बोध/ज्ञान के आलंबन से होनेवाली वृत्ति निद्रा है।

व्याख्या : और एक प्रकार की वृत्ति का नाम है 'निद्रा' (स्वप्न और सुषुप्ति। हम जब जाग उठते हैं, जब हम जान पाते हैं कि हम सो रहे थे। केवल अनुभूत विषय की ही स्मृति हो सकती है। हम जिसका अनुभव नहीं करते, उस विषय की हमें कोई स्मृति नहीं आ सकती। हर एक प्रतिक्रिया मानो चित्तरूपी सरोवर की एक तरंग हैं अब। निद्रा में मन की किसी प्रकार की वृत्ति न रहती, तो उस अवस्था में हमें भावात्मक या अभावात्मक कोई भी अनुभूति न होती। अत: हम उसका स्मरण भी नहीं कर पाते। हम जो निद्रावस्था का स्मरण कर सकते हैं, उसी से यह प्रमाणित हो जाता है कि निद्रावस्था में मन में एक प्रकार की तरंग थी। स्मृति भी एक प्रकार की वृत्ति है।

अनुभूतविषयासंप्रमोषः स्मृतिः ।। 1.11 ।।

अनुभव किए गए विषय का लोप न होना, अर्थात् पुनः ध्यान में आ जाना स्मृति है।

व्याख्या : ऊपर जिन चार प्रकार की वृत्तियों के बारे मे कहा गया है, उनमें से प्रत्येक से स्मृति आ सकती है। मान लो, तुमने एक शब्द सुना। एक शब्द चित्तरूपी सरोवर में फेंके गए एक पत्थर के समान है। उससे एक छोटी सी लहर पैदा हो जाती है और यह लहर फिर बहुत सी छोटी-छोटी लहरों को उत्पन्न करती है। यही स्मृति है। निद्रा में भी यह घटना होती रहती है। जब निद्रा नामक लहर विशेष चित्त के अंदर स्मृतिरूप लहरें उत्पन्न कर देती है, तब उसे 'स्वप्न' कहते हैं। जाग्रत् अवस्था में जिसे स्मृति कहते हैं, निद्राकाल में उसी प्रकार की वृत्ति को स्वप्न कहते हैं।

अभ्यासवैराग्याभ्यां तन्निरोधः ।। 1.12 ।।

चित्त की क्लिष्ट एवं अक्लिष्ट वृत्तियों का निरोध अभ्यास एवं वैराग्य द्वारा होता है।

व्याख्या : इस वैराग्य को प्राप्त करने के लिए यह विशेष रूप से आवश्यक

है कि मन निर्मल, सत् और विवेकशील हो। अभ्यास करने की क्या आवश्यकता है? प्रत्येक कार्य से मानो चित्तरूपी सरोवर के ऊपर एक तरंग खेल जाती है। यह कंपन कुछ समय बाद नष्ट हो जाता है। फिर क्या शेष रहता है? केवल संस्कारसमूह। मन में ऐसे बहुत से संस्कार पड़ने पर वे एकत्र होकर आदत के रूप में परिणत हो जाते हैं। ऐसा कहा जाता है कि 'आदत ही द्वितीय स्वभाव है।' केवल द्वितीय स्वभाव नहीं, वरन् वह प्रथम स्वभाव ही है। मनुष्य का समस्त स्वभाव इस आदत पर निर्भर करता है। हमारा अभी जो स्वभाव है, वह पूर्व-अभ्यास का फल है। यह जान सकने से कि सबकुछ अभ्यास का ही फल है, मन में शांति आती है।

यदि हमारा वर्तमान स्वभाव केवल अभ्यासवश हुआ हो, तो हम चाहें तो किसी भी समय उस अभ्यास को नष्ट भी कर सकते हैं। हमारे मन में जो विचारधाराएँ बह जाती हैं, उनमें से प्रत्येक अपना एक-एक चिह्न या संस्कार छोड़ जाती है। हमारा चरित्र इन सब संस्कारों की समष्टिस्वरूप है। जब कोई विशेष वृत्तिप्रवाह प्रबल होता है तब मनुष्य उसी प्रकार का हो जाता है। यदि बुरा भाव प्रबल हो, तो मनुष्य बुरा हो जाता है। यदि आनंद का भाव प्रबल हो, ते मनुष्य सुखी होता है। बुरी आदतों का एकमात्र प्रतिहार है—उनके विपरीत आदतें। हमारे चित्त में जितनी बुरी आदतें संस्कारबद्ध हो गई हैं, उन्हें अच्छी आदतों द्वारा नष्ट करना होगा। केवल सत्कार्य करते रहो, सर्वदा पवित्र चिंतन करो। असत् संस्कार रोकने का बस यही एक उपाय है। ऐसा कभी मत कहो कि अमुक के सुधार की कोई आशा नहीं है। क्यों? इसलिए कि वह व्यक्ति केवल एक विशिष्ट प्रकार के चरित्र का, कुछ आदतों की समष्टि का द्योतक मात्र है। ये आदतें नई और अच्छी आदतों से दूर की जा सकती हैं। चरित्र पुनः-पुनः अभ्यास की समष्टि मात्र है और इस प्रकार पुनः-पुनः अभ्यास ही चरित्र का सुधार कर सकता है।

तत्र स्थितौ यत्नोऽभ्यासः ।। 1.13 ।।

उस स्थिति में चित्त की वृत्तियों के निरोध के लिए जो प्रयास है, वह ही अभ्यास है।

व्याख्या : अभ्यास किसे कहते हैं ? मन को दमन करने की चेष्टा अर्थात् प्रवाहरूप में उसकी बाहर जाने की प्रवृत्ति को रोकने की चेष्टा ही अभ्यास है।

स तु दीर्घकालनैरन्तर्यसत्कारासेवितो दृढभूमिः ।। 1.14 ।।

परंतु वह अभ्यास, लंबी समयावधिपर्यंत निरंतर और भलीभाँति आदरपूर्वक सेवन किए जाने पर दृढ़ अवस्थित होता है।

व्याख्या : यह संयम एक दिन नहीं आता। इसके लिए तो दीर्घकाल तक निरंतर अभ्यास करना पड़ता है।

दृष्टानुश्रविकविषयवितृष्णस्य वशीकारसंज्ञा वैराग्यम् ।। 1.15 ।।

देखे और सुने हुए विषयों में, चित्त में सन्निहित तृष्णा का वश में होना वैराग्य की अवस्था है।

व्याख्या : दो प्रेरक शक्तियाँ हमारे सारे कार्यों की नियामक हैं। एक है, हमारा अपना अनुभव और दूसरा है, दूसरों का अनुभव। ये दो शक्तियाँ हमारे मानस-सरोवर में नाना प्रकार की तरंगें पैदा करती रहती हैं। इन दोनों शक्तियों के विरुद्ध लड़ाई ठानने और मन को वश में रखने के लिए हमें वैराग्य रूपी शक्ति की सहायता लेनी पड़ती है। इन दोनों का त्याग ही हमारा अभीष्ट है। मान लो, मैं एक सड़क से जा रहा हूँ। एक मनुष्य आता है और मेरी घड़ी छीन लेता है। यह मेरा निजी अनुभव हुआ। यह मैं स्वयं देखता हूँ। वह तुरंत मेरे चित्त में एक तरंग उत्पन्न कर देता है, जो क्रोध का आकार ले लेती है। अब मुझे चाहिए कि मैं उस भाव को न आने दूँ। यदि मैं उसे न रोक सकूँ, तो फिर मुझमें है ही क्या ? कुछ भी नहीं। यदि मैं रोक सका, तभी समझा जाएगा कि मुझमें वैराग्य है। फिर संसारी लोगों का अनुभव हमें सिखाता है कि विषय-भोग ही जीवन का चरम लक्ष्य है। ये सब हमारे लिए भयानक प्रलोभन हैं। उन सबके प्रति पूर्णतया उदासीन हो जाना और उन सबसे प्रभावित होकर मन को तद्रूप वृत्ति के आकार में परिणत न होने देना ही वैराग्य है। स्वयं अपने अनुभव किए हुए और दूसरों के अनुभव किए हुए विषयों से हममें जो दो प्रकार की कार्यप्रवृत्तियाँ उत्पन्न होती हैं, उन्हें दबाना और इस प्रकार चित्त को उनके वश में नहीं आने देना ही वैराग्य कहलाता है।

'वे सब मेरे अधीन रहें, मैं उनके अधीन न होऊँ', इस प्रकार के मनोबल को वैराग्य कहते हैं। यह वैराग्य ही मुक्ति का एकमात्र उपाय है।

तत् परं पुरुषख्यार्ते गुणवैतृष्ण्यम्।। 1.16।।

पुरुष के ज्ञान से, प्रकृति के गुणों में तृष्णा के सर्वथा अभाव की वह स्थिति, परम वैराग्य है।

व्याख्या : वैराग्य की शक्ति का उच्चतम विकास तो तब होता है, जब वह गुणों के प्रति हमारी आसक्ति को भी दूर हटा देता है। पहले हमें समझ लेना होगा कि यह पुरुष या आत्मा क्या है और यह गुण क्या है? योगशास्त्र के मत में यह सारी प्रकृति त्रिगुणात्मिका है। ये गुण हैं—तम, रज और सत्त्व। ये तीनों गुण बाह्य जगत् के क्रमशः तम (अंधकार) या जड़ता, आकर्षण या विकर्षण और उन दोनों का सामंजस्य, इन तीनों प्रकारों में प्रकाशित होते हैं। प्रकृति की सारी वस्तुएँ, यह सारा-का-सारा प्रपंच ही उन तीनों शक्तियों के विभिन्न मेल से उत्पन्न हुआ है। सांख्यमत वालों ने प्रकृति को विविध तत्त्वों में विभक्त किया है। मनुष्य की आत्मा इस सबके परे, प्रकृति के भी परे है। वह स्वयंप्रकाश, शुद्ध और पूर्णस्वरूप है। प्रकृति में आत्मा का प्रतिबिंब मात्र है। प्रकृति स्वयं जड़ है। यह स्मरण रखना चाहिए कि मन भी 'प्रकृति' शब्द के अंतर्भूत है, वह प्रकृति के भीतर की वस्तु है। हमारे जो कुछ विचार हैं, वे सबके सब प्रकृति के ही अंतर्गत हैं। विचार से लेकर सब स्थूलतम जड़ पदार्थ तक सभी को प्रकृति ने आवृत्त कर रखा है। जब वह अपने इस आवरण को हटा लेती है, तब आत्मा आवरण मुक्त हो, अपनी महिमा में प्रकाशित हो जाती है। पंद्रहवें सूत्र में जिस वैराग्य की बात बतलाई गई है, जिसके द्वारा समस्त विषयों को अर्थात् प्रकृति को वश में लाया जाता है, वह आत्मा के प्रकाशित होने में सबसे बड़ा सहायक है।

वितर्कविचारानन्दास्मितारूपानुगमात् संप्रज्ञातः।। 1.17।।

वितर्क, विचार, आनंद एवं अस्मिता—इन चारों के अनुगमन या संबंध से युक्त, संप्रज्ञात योग समाधि है।

व्याख्या : समाधि दो प्रकार की है—एक है, संप्रज्ञात और दूसरी,

असंप्रज्ञात। इस संप्रज्ञात समाधि में प्रकृति को वश में करने की समस्त शक्तियाँ आती हैं। संप्रज्ञात समाधि के चार प्रकार हैं। इसके प्रथम प्रकार को सवितर्क समाधि कहते हैं। सब समाधियों में ही मन को अन्य सब विषयों से हटाकर विशिष्ट विषय के ध्यान में पुनः-पुनः नियुक्त करना पड़ता है। ध्यान के विषय दो प्रकार के हैं। एक तो, चौबीस जड़ तत्त्व और दूसरा, चेतन पुरुष। योग का यह अंश संपूर्णतया सांख्यदर्शन पर आधारित है। इस सांख्यदर्शन के बारे में मैं तुमसे पहले कर ही चुका हूँ। तुम्हें शायद याद होगा कि मन, बुद्धि और अहंकार की एक साधारण आधारभूमि है, जिसे 'चित्त' कहते हैं। चित्त से ही उनकी उत्पत्ति हुई है। यह चित्त प्रकृति की विभिन्न शक्तियों को लेकर उन्हें विचार के रूप में परिणत करता है। यह भी अवश्य स्वीकार करना होगा कि शक्ति और जड़ पदार्थ, दोनों का कारणस्वरूप एक और वस्तु है। जहाँ पर वे दोनों एक हैं, यह अव्यक्त कहलाता है, जो सृष्टि के पूर्व प्रकृति की अनभिव्यक्त अवस्था है। उसमें एक कल्प के बाद सारी प्रकृति लौट आती है। फिर दूसरे कल्प में उससे पुनः सब प्रादुर्भूत होते हैं। इन सबके अतीत चैतन्यघन पुरुष विद्यमान है। ज्ञान ही वास्तविक शक्ति है। किसी वस्तु का ज्ञान प्राप्त होने पर ही हम उस पर अपना अधिकार चलाने में समर्थ होते हैं। इसी प्रकार जब हमारा मन इन सब विभिन्न तत्त्वों पर ध्यान करने लगता है, तो उन पर अधिकार प्राप्त करता है। जिस प्रकार की समाधि में बाह्य स्थूल भूत ही ध्यान के विषय होते हैं, उसे सवितर्क कहते हैं। वितर्क का अर्थ है, प्रश्न और सवितर्क का अर्थ है, प्रश्न के साथ मानो उन स्थूल भूतों से पूछना, जिससे वे अपने अंतर्गत सत्य और अपनी सारी शक्ति अपने ऊपर ध्यान करनेवाले पुरुष को दे दें। सिद्धियाँ प्राप्त करने से ही मुक्ति नहीं मिल जाती। वे तो भोग के लिए साधनमात्र हैं। यहाँ, इस जीवन में यथार्थ भोगसुख है ही नहीं। संसार में यही सबसे पुराना उपदेश है कि यहाँ भोगसुख है ही नहीं। यहाँ भोगसुख का अन्वेषण वृथा है, लेकिन मनुष्य के लिए उसे समझना अत्यंत कठिन है। जब वह सचमुच यह पाठ सीख लेता है, तब इस जगत्-प्रपंच से अतीत होकर मुक्त हो जाता है। जिन्हें साधारणतः सिद्धियाँ

कहते हैं, उनको प्राप्त करने का अर्थ है दुनियादारी तथा संसार के जंजाल को और भी बढ़ाना तथा अंत में दु:ख को और भी तीव्र करना। यह सत्य है कि विज्ञान की दृष्टि को अपनाते हुए पतंजलि ने इस योगशास्त्र की संभावना को स्वीकार किया है। साथ ही, वे इन सब सिद्धियों के प्रलोभन से हमें सावधान करते रहने में भी कभी नहीं चूके।

उसी ध्यान में जब उन भूतों को देश और काल से अलग करके उनके स्वरूप का चिंतन किया जाता है, तब उस समाधि को 'निर्वितर्क समाधि' कहते हैं। जब और एक कदम आगे बढ़कर तन्मात्राओं को ध्यान का विषय बनाया जाता है और उन्हें देश-क़ाल के अंतर्गत समझकर उन पर ध्यान किया जाता है, तब उसे सविचार समाधि कहते हैं। फिर जब इसी समाधि में देश-काल के अतीत जाकर उन सूक्ष्म भूतों के स्वरूप का चिंतन छोड़कर अंत:करण को ध्यान का विषय बनाया जाता है। जब अंत:करण को रज और तम, इन दोनों गुणों से रहित सोचा जाता है, तब उसे आनंद समाधि कहते है। जब स्वयं मन ध्यान का विषय होता है, जब ध्यान बिल्कुल परिपक्व और एकाग्र हो जाता है, जब स्थूल और सूक्ष्म भूतों की समस्त भावनाएँ त्याग दी जाती हैं और जब अन्य सब विषयों से पृथक् होकर अहंकार की केवल सत्त्वावस्था ही शेष रहती है, तब उसे 'अस्मिता समाधि' कहते हैं। जिस मनुष्य ने इस अवस्था की प्राप्ति कर ली है, उसे वेदों में 'विदेह' कहा गया है। ऐसा व्यक्ति स्वयं का स्थूल देह से रहित रूप में चिंतन कर सकता है, तो भी उसे स्वयं को एक सूक्ष्म शरीरधारी के रूप में सोचना ही पड़ता है। जो लोग इस अवस्था में रहते हुए, उस परमध्येय की प्राप्ति बिना किए, प्रकृति में लीन हो जाते हैं, उन्हें प्रकृतिलय कहते हैं, लेकिन जो लोग वहाँ पर भी नहीं रुकते हैं, वे ही चरम लक्ष्य 'मुक्ति' प्राप्त करते हैं।

विरामप्रत्ययाभ्यासपूर्वः संस्कारशेषोऽन्यः ।। 1.18 ।।

विराम प्रत्यय का अभ्यास जिसकी पूर्वावस्था है और जिसमें चित्त में केवल संस्कार मात्र शेष हों, वह योग/समाधि, अन्य है।

व्याख्या : यही वह पूर्ण अतिचेतन असंप्रज्ञात समाधि है, जो हमें मुक्त

कर देती है। पहले जिस समाधि की बात कही गई है, वह हमें मुक्ति नहीं दे सकती, आत्मा को मुक्त नहीं कर सकती। भले ही कोई मनुष्य समस्त शक्तियाँ प्राप्त कर ले, तो भी उसका पतन हो सकता है। जब तक आत्मा प्रकृति के परे नहीं चली जाती, तब तक पतन का भय बना ही रहता है। यद्यपि इसकी साधन प्रणाली बहुत सरल मालूम होती है, लेकिन इसे प्राप्त करना अत्यंत कठिन है। यह साधन प्रणाली ऐसी है कि इसमें स्वयं मन पर ध्यान करना पड़ता है और जब कभी कोई विचार उठता है, तो तत्क्षण उसे दबा देना पड़ता है। मन के अंदर किसी प्रकार के विचार को स्थान न देकर उसे संपूर्णतया शून्य कर देना पड़ता है। जब हम सचमुच यह करने में समर्थ हो जाएँगे, उसी क्षण हम मुक्त हो जाएँगे। जो लोग पूर्वसाधना या पूर्व तैयारियाँ किए बिना ही मन को शून्य करने का प्रयत्न करते हैं, उनका मन अज्ञानात्मक तमोगुण से आवृत्त हो जाता है और वह उनके मन को आलसी एवं अकर्मण्य कर देता है, यद्यपि वे सोचते हैं कि वे मन को शून्य कर रहे हैं। इसके साधन में सचमुच समर्थ होना उच्चतम शक्ति की अभिव्यक्ति है। मन को शून्य करने में समर्थ होना यानी संयम की चरमावस्था प्राप्त कर लेना है। जब इस असंप्रज्ञात या अतिचेतन अवस्था की प्राप्ति हो जाती है, तब यह समाधि निर्बीज हो जाती है। समाधि के निर्बीज होने का तात्पर्य क्या है ? संप्रज्ञात समाधि में चित्तवृत्तियों का केवल दमन भर होता है, तब भी वे संस्कार बीजाकार में विद्यमान रहते हैं। अवसर पाते ही वे पुनः तरंगाकार में प्रकट हो जाते हैं। जब संस्कारों को भी निर्मूल कर दिया जाता है, जब मन को भी लगभग नष्ट कर दिया जाता है, तब समाधि निर्बीज हो जाती है। तब मन में ऐसा कोई संस्कार-बीज नहीं रह जाता, जिससे यह जीवन लता फिर से लहलहा सके, जिससे यह अविराम जन्म-मृत्यु का चक्र और भी घूम सके।

तुम लोग पूछ सकते हो कि वह फिर ऐसी कौन सी अवस्था है, जहाँ मन नहीं, जिसमें कोई ज्ञान नहीं ? जिसे हम ज्ञान कहते हैं, वह तो उस अतिचेतन अवस्था की तुलना में एक निम्नतर अवस्था मात्र है। यह हमेशा स्मरण रखना चाहिए कि किसी विषय की सर्वोच्च और सर्वनिम्न अवस्थाएँ प्रायः

एक ही प्रकार की मालूम होती हैं। ईथर (आकाशतत्त्व) का कंपन निम्नतम होने से उसे अंधकार कहते हैं, मध्य कोटि का होने से आलोक और उसका उच्चतम कंपन भी अंधकार के समान दिखता है। इसी प्रकार, अज्ञान सबसे निम्नावस्था है और ज्ञान मध्यावस्था। इस ज्ञान के भी परे एक उच्च अवस्था है। अज्ञानावस्था और ज्ञानातीत अवस्था, दोनों देखने में एक ही समान हैं। हम जिसे ज्ञान कहते हैं, वह एक उत्पन्न द्रव्य है, एक मिश्र पदार्थ है। वह यथार्थ सत्य नहीं है।

प्रश्न उठता है कि इस उच्चतर समाधि के लगातार अभ्यास का फल क्या होगा? इस अभ्यास के पहले अस्थिरता और जड़त्व की ओर हमारे मन की जो गति थी, इस अभ्यास से वह तो नष्ट होगी ही, साथ ही सत्यप्रवृत्ति का भी नाश हो जाएगा। बिना साफ किए हुए सोने में मल निकालने के लिए कोई रासायनिक वस्तु मिलाने पर जो कुछ होता है, यहाँ भी ठीक वैसा ही होता है। जब खान से निकाली हुई अपरिष्कृत धातु को गलाया जाता है, तब जो रासायनिक पदार्थ उसके साथ मिलाए जाते हैं, वे भी उसके मैल के साथ गल जाते हैं। इसी प्रकार, पूर्वोक्त समाधि के सतत् अभ्यास से जो संयम शक्ति प्राप्त होती है, उससे पहले की असत्-प्रवृत्तियाँ नष्ट हो जाती हैं और अंत में सत्-प्रवृत्तियाँ भी। इस तरह सत् और असत्, दोनों प्रकार की प्रवृत्तियों के निरोध से आत्मा सब प्रकार के बंधनों से विमुक्त हो जाती है और अपनी महिमा में सर्वव्यापी, सर्वशक्तिमान् एवं सर्वज्ञ रूप से अवस्थित रहती है। तब मनुष्य जान पाता है कि न कभी उसका जन्म था, न मृत्यु, न उसे कभी इहलोक की जरूरत थी, न परलोक की। तब वह जान जाता है कि न वह कहीं से आया था, न कहीं गया। वह तो प्रकृति थी, जो यहाँ-वहाँ आवागमन कर रही थी और प्रकृति की यह हलचल ही आत्मा में प्रतिबिंबित हो रही थी। काँच से प्रतिबिंबित होकर प्रकाश दीवार पर पड़ता है और हिलता-डुलता है। दीवार मूर्ख के समान शायद सोचती हो कि मैं ही हिल-डुल रही हूँ। ठीक ऐसा ही हम सबके बारे में भी है। चित्त लगातार इधर-उधर जा रहा है, अपने को नाना रूपों में परिणत कर रहा है, हम लोग सोचते हैं कि हमीं ये

विभिन्न रूप धारण कर रहे हैं। असंप्रज्ञात समाधि के अभ्यास से यह सारा अज्ञान दूर हो जाएगा। जब वह मुक्त आत्मा कोई आदेश देगी, तब वह जो कुछ चाहेगी, सब तुरंत पूर्ण हो जाएगा। वह जो कुछ इच्छा करेगी, वही करने में समर्थ होगी। सांख्यदर्शन के अनुसार, ईश्वर का अस्तित्व नहीं है। यह दर्शन कहता है कि जगत् का कोई ईश्वर नहीं हो सकता, क्योंकि यह वह हो तो अवश्य वह एक आत्मा ही होना चाहिए और आत्मा या तो बद्ध होगी या मुक्त। जो आत्मा प्रकृति के अधीन है, प्रकृति ने जिस पर अपना आधिपत्य जमा लिया है, वह भला कैसे सृष्टि कर सकेगी? वह तो स्वयं एक दास है। दूसरी ओर, यदि आत्मा मुक्त हो, तो वह क्यों इस जगत्-प्रपंच की रचना करेगी, क्यों इस पूरे संसार की क्रिया आदि का संचालन करेगी? उसकी तो कोई अभिलाषा नहीं रह सकती। अत: उसके सृष्टि या जगत्-शासन आदि करने का कोई प्रयोजन नहीं रह जाता। द्वितीय यह सांख्यदर्शन कहता है कि ईश्वर का अस्तित्व स्वीकार करने की कोई आवश्यकता नहीं है, प्रकृति को मानने से ही जब सभी का स्पष्टीकरण हो जाता है, तो फिर किसी ईश्वर को लाने की आवश्यकता क्या?

कपिल मुनि कहते हैं कि बहुत से व्यक्ति ऐसे हैं, जो सिद्धावस्था के नजदीक जाकर भी विभूति-लाभ की वासना पूर्णतया छोड़ने में समर्थ न होने के कारण योगभ्रष्ट हो जाते हैं। उनका मन कुछ काल तक प्रकृति में लीन होकर रहता है। जब वे पुन: पैदा होते हैं, तब प्रकृति के मालिक होकर आते हैं। यदि इन्हें ईश्वर कहो, तो ऐसे ईश्वर अवश्य हैं। हम सभी एक समय ऐसा ईश्वरत्व प्राप्त करेंगे। सांख्यदर्शन के अनुसार, वेद में जिस ईश्वर की बात कही गई है, वह ऐसी ही एक मुक्तात्मा का वर्णन मात्र है। इसके अतिरिक्त जगत् का अन्य कोई नित्यमुक्त, आनंदमय सृष्टिकर्ता नहीं है। दूसरी ओर योगीगण कहते हैं, "वही ईश्वर है, अन्य सभी आत्माओं से, सभी पुरुषों से अलग एक विशेष पुरुष है, वह समग्र सृष्टि का नित्य प्रभु है। वह नित्यमुक्त है और सभी गुरुओं का गुरुस्वरूप है।" सांख्यमतवाले जिन्हें प्रकृतिलय कहते हैं, योगीगण उनका भी अस्तित्व स्वीकार करते हैं। वे कहते हैं कि ये

योगभ्रष्ट योगी हैं। कुछ समय के लिए उनकी चरम लक्ष्य की ओर की गति में बाधा होती है और उस समय के जगत् के अंशविशेष के अधिपति रूप से अवस्थान करते हैं।

भवप्रत्ययो विदेहप्रकृतिलयानाम्।। 1.19।।

विदेह एवं प्रकृतिलय योगियों का उपर्युक्त योग भवप्रत्यय कहलाता है।

व्याख्या : भारतीय धर्मप्रणालियों में देवता कुछ पदविशेषों का प्रतिनिधित्व करते हैं। भिन्न-भिन्न जीवात्मा एक के बाद एक पदों की पूर्ति करते हैं। इनमें से कोई भी पूर्ण नहीं है।

श्रद्धावीर्यस्मृतिसमाधिप्रज्ञापूर्वक इतरेषाम्।। 1.20।।

दूसरे साधकों का श्रद्धा, वीर्य, स्मृति, समाधि और प्रज्ञापूर्वक सिद्ध होता है।

व्याख्या : जो लोग देवतापद या किसी कल्प के शासनकर्ता होने की भी कल्पना नहीं करते, उन्हीं की बात कही जा रही है। वे मुक्ति प्राप्त करते हैं।

तीव्रसंवेगानाम् आसन्नः।। 1.21।।

जिनके संवेग (साधन) की गति तीव्र है, उनकी समाधि निकट, शीघ्र सिद्ध होती है।

मृदुमध्याधिमात्रत्वात् ततोऽपि विशेषः।। 1.22।।

साधन की मात्रा/गति मृदु (हल्की), मध्यम अथवा अधिक (उच्च) होने पर तीव्र संवेगोंवालों में भी काल का भेद हो जाता है।

ईश्वरप्रणिधानाद् वा।। 1.23।।

इसके अतिरिक्त ईश्वरप्रणिधान (शरणागति) से समाधि की सिद्धि शीघ्र होती है।

क्लेशकर्मविपाकाशयैं अपरामृष्टः पुरुषविशेष ईश्वरः।। 1.24।।

क्लेश, कर्म, विपाक और आशय—इन चारों से अप्रभावित, जो समस्त पुरुषों से उत्तम है, वह ईश्वर है।

व्याख्या : हमें यहाँ फिर से स्मरण करना होगा कि पातंजल योगदर्शन सांख्यदर्शन पर आधारित है। भेद केवल इतना है कि सांख्यदर्शन में ईश्वर का

स्थान नहीं है, जबकि योगीगण ईश्वर का अस्तित्व स्वीकार करते हैं। ईश्वर को मानने पर भी योगीगण ईश्वर संबंधी सृष्टिकर्तृत्व आदि विविध भावों की कोई बात नहीं उठाते। योगियों के ईश्वर से जगत् के सृष्टिकर्ता ईश्वर का बोध नहीं होता। वेद के मतानुसार, ईश्वर जगत्-स्रष्टा है। चूँकि जगत् में सामंजस्य देखा जाता है, अत: जगत् अवश्य एक इच्छाशक्ति की ही अभिव्यक्ति होगा।

योगीगण ईश्वर का अस्तित्व स्थापित करने के लिए एक नए प्रकार की युक्ति काम में लाते हैं। वे कहते हैं—

तत्र निरतिशयं सर्वज्ञबीजम्।। 1.25।।

उस ईश्वर में सर्वज्ञाता का बीज (अर्थात् कारण), ज्ञान, जिसकी सीमा न हो, ऐसा है।

व्याख्या : मन को सदैव अति बृहत् और अति क्षुद्र, इन दो चरम भावों के भीतर ही घूमना पड़ता है। तुम एक ससीम देश की बात भले ही सोचो, लेकिन वही भावना तुम्हारे भीतर असीम देश का भाव भी जगा देगी। यदि आँखें बंद करके तुम एक छोटे से देश के बारे में सोचो, तो देखोगे कि इस छोटे से देशरूप वृत्त के साथ ही उसके चारों ओर अमर्यादित विस्तारवाला एक दूसरा वृत्त भी है।

काल के बारे में भी ठीक यही बात है। मान लो, तुम एक सेकंड समय के बारे में सोच रहे हो, तो उसके साथ ही साथ तुमको अनंत काल की भी बात सोचनी पड़ेगी। ज्ञान के बारे में भी ठीक ऐसा ही समझना चाहिए। मनुष्य में ज्ञान का केवल बीजभाव है, लेकिन इस क्षुद्र ज्ञान की बात मन में लाने के साथ ही अनंत ज्ञान के बारे में भी सोचना पड़ेगा। इस प्रकार हमारे मन के गठन से ही यह बिल्कुल स्पष्ट है कि एक अनंत ज्ञान है। इस अनंत ज्ञान को ही योगीगण ईश्वर कहते हैं।

पूर्वेषां अपि गुरुः कालेनानवच्छेदात्।। 1.26।।

वह पूर्वजों का भी गुरु है, काल द्वारा उसका अवच्छेदन या विभाजन नहीं होने से काल से अप्रभावित है।

व्याख्या : यह सत्य है कि समस्त ज्ञान हमारे भीतर ही निहित है, लेकिन

उसे एक-दूसरे ज्ञान द्वारा जाग्रत् करना पड़ता है। यद्यपि जानने की शक्ति हमारे अंदर ही विद्यमान है, फिर भी हमें उसे जगाना पड़ता है। योगियों के अनुसार, ज्ञान को इस प्रकार जगाना अर्थात् ज्ञान का उन्मेष एक-दूसरे ज्ञान के सहारे ही हो सकता है। अचेतन जड़ पदार्थ ज्ञान का विकास कभी नहीं करा सकता, केवल ज्ञान की शक्ति से ही ज्ञान का विकास होता है। हमारे अंदर जो ज्ञान है, उसको जगाने के लिए ज्ञानी पुरुषों का हमारे पास होना सदैव आवश्यक है। यही कारण है कि इन गुरुओं की आवश्यकता सदा ही बनी रही है। जगत् कभी भी इन आचार्यों से रहित नहीं हुआ। उनकी सहायता बिना कोई भी ज्ञान नहीं आ सकता। ईश्वर सारे गुरुओं का भी गुरु है, क्योंकि ये सब गुरु कितने ही उन्नत क्यों न रहे हों, वे देवता या स्वर्गदूत ही क्यों न रहे हों, लेकिन वे सबके सब बद्ध थे और काल से सीमित थे, किंतु ईश्वर काल से आबद्ध नहीं है। योगियों के दो विशेष सिद्धांत हैं। एक तो यह कि शांत वस्तु की भावना करते ही मन बाध्य होकर अनंत की भी बात सोचेगा। यदि उस मानसिक अनुभूति का एक भाग सत्य हो, तो उसका दूसरा भाग भी अवश्यमेव सत्य होगा। क्यों? इसलिए कि जब दोनों उस एक ही मन की अनुभूतियाँ हैं, तो दोनों अनुभूतियों का मूल्य समान ही होगा। मनुष्य का ज्ञान अल्प है, अर्थात् मनुष्य अल्पज्ञ है। इसी से जाना जाता है कि ईश्वर का ज्ञान अनंत है, ईश्वर अनंत ज्ञानसंपन्न है। यदि हम इन दोनों अनुभूतियों में एक को ग्रहण करें, तो दूसरे को भी क्यों न ग्रहण करेंगे? युक्ति तो कहती है कि या तो दोनों को मान लो या फिर दोनों को ही छोड़ दो। यदि मैं विश्वास करूँ कि मनुष्य अल्पज्ञान संपन्न है, तो मुझे यह भी अवश्य मानना पड़ेगा कि इसके पीछे कोई असीम ज्ञानसंपन्न पुरुष है। दूसरा सिद्धांत यह है कि गुरु बिना कोई भी ज्ञान नहीं हो सकता। आजकल के दार्शनिकों का जो कथन है कि मनुष्य का ज्ञान उसके स्वयं के भीतर से उत्पन्न होता है, यह सच है। सारा ज्ञान मनुष्य के भीतर ही विद्यमान है। उस ज्ञान के विकास के लिए कुछ अनुकूल परिस्थितियों की आवश्यकता होती है। हम गुरु के बिना कोई ज्ञान प्राप्त नहीं कर सकते। अब बात यह है कि यदि मनुष्य, देवता अथवा कोई स्वर्गदूत हमारे गुरु हों, तो वे

भी तो ससीम हैं। फिर उनसे पहले उनके गुरु कौन थे? हमें मजबूर होकर यह चरम सिद्धांत स्थिर करना ही होगा कि एक ऐसे गुरु हैं, जो काल द्वारा सीमाबद्ध या अविच्छिन्न नहीं हैं। उन्हीं अनंत ज्ञानसंपन्न गुरु को, जिनका आदि भी नहीं और अंत भी नहीं, ईश्वर कहते हैं।

तस्य वाचकः प्रणवः ।। 1.27 ।।

उस ईश्वर का वाचक (नाम) प्रणव या ओंकार है।

व्याख्या : तुम्हारे मन में जो भी भाव उठता है, उसका एक प्रतिरूप शब्द भी रहता है। इस शब्द और भाव को अलग नहीं किया जा सकता। एक ही वस्तु के बाहरी भाग को शब्द और अंतर्भाग को विचार या भाव कहते हैं। कोई भी व्यक्ति विश्लेषण के बल से विचार को शब्द से अलग नहीं कर सकता। बहुतों का मत है कि कुछ लोग एक साथ बैठकर यह स्थिर करने लगें कि किस भाव के लिए कौन से शब्द का प्रयोग किया जाए और इस प्रकार भाषा की उत्पत्ति हो गई, यह प्रमाणित हो चुका है कि यह मत भ्रमात्मक है। जब से मनुष्य विद्यमान है, तब से शब्द और भाषाएँ रही हैं। अब प्रश्न यह है कि एक भाव और एक शब्द में परस्पर क्या संबंध है? यद्यपि हम देखते हैं कि एक भाव के साथ एक शब्द का रहना अनिवार्य है, तथापि ऐसा नहीं है कि एक भाव एक ही शब्द द्वारा प्रकाशित हो। बीस विभिन्न देशों में भाव एक ही होने पर भी भाषाएँ बिल्कुल भिन्न-भिन्न हो सकती हैं। प्रत्येक भाव को प्रकट करने के लिए एक-न-एक शब्द की आवश्यकता अवश्य होगी, किंतु इन शब्दों का एक ही ध्वनि विशिष्ट होना कोई आवश्यक नहीं है। विभिन्न देशों में भिन्न-भिन्न ध्वनि विशिष्ट शब्दों का व्यवहार होगा। इसीलिए टीकाकार ने कहा है, ''यद्यपि और एक भाव के बीच एक नितांत अलंघनीय संबंध ही रहे, ऐसी कोई बात नहीं।''

यद्यपि ये सब ध्वनियाँ भिन्न-भिन्न होती हैं, तो भी ध्वनि और भाव का परस्पर संबंध स्वाभाविक है। यदि वाच्य और वाचक के बीच यथार्थ संबंध रहे, तभी यह कहा जा सकता है कि भाव और ध्वनि के बीच परस्पर संबंध है। यदि ऐसा न हो, तो वह वाचक शब्द कभी सर्वसाधारण के उपयोग में नहीं

आ सकता। वाचक वाच्य पदार्थ का प्रकाशक होता है। यदि वह वाच्यवस्तु पहले से अस्तित्व में रहे और हम यदि पुनः-पुनः परीक्षा द्वारा यह देखेंगे कि उस वाचक शब्द ने उस वस्तु को अनेक बार सूचित किया है, तो हम निश्चित रूप से यह मान सकते हैं कि उस वाच्य और वाचक के बीच एक यथार्थ संबंध है। यदि वे वाच्यपदार्थ न भी रहें, तो भी हजारों मनुष्य उनके वाचकों द्वारा ही उनका ज्ञान प्राप्त करेंगे। हाँ, वाच्य और वाचक के बीच एक स्वाभाविक संबंध रहना अनिवार्य है। ऐसा होने पर ज्यों ही उस वाचक शब्द का उच्चारण किया जाएगा, त्यों ही वह उस वाच्यपदार्थ की बात मन में ला देगा। सूत्रकार ने विशेष रूप से 'ॐ' शब्द का ही उल्लेख क्यों किया है? 'ईश्वर' भाव को व्यक्त करने के लिए तो सैकड़ों शब्द हैं। एक भाव के साथ हजारों शब्दों का संबंध रहता है। 'ईश्वर' भाव का सैकड़ों शब्दों के साथ संबंध है और उनमें से प्रत्येक ही तो ईश्वर का वाचक है। फिर उन्होंने 'ॐ' को ही क्यों चुना? हाँ, ठीक है, लेकिन वैसा होने पर भी उन शब्दों में एक सामान्य शब्द चुन लेना चाहिए। उन सारे वाचकों का एक सामान्य आधार निकालना होगा। जो वाचक शब्द सबका सामान्य वाचक होगा, वही सर्वश्रेष्ठ समझा जाएगा और वास्तव में वही उसका यथार्थ वाचक होगा। किसी ध्वनि के आधार रूप में व्यवहार करते हैं। क्या ऐसी कोई भौतिक ध्वनि है, जिसकी अन्य सब ध्वनियाँ अभिव्यक्ति हैं, जो स्वभावतः ही दूसरी सब ध्वनियों को समझा सकती है? हाँ, 'ॐ' (ओउम्) ही वह ध्वनि है। वही सारी ध्वनियों की भित्तिस्वरूप है। उसका प्रथम अक्षर 'अ' सभी ध्वनियों का मूल है। वह सारी ध्वनियों की कुँजी के समान है। वह जिह्वा या तालु के किसी अंश को स्पर्श किए बिना ही उच्चारित होता है। 'म्' ध्वनि-शृंखला की अंतिम ध्वनि है। उनका उच्चारण करने में दोनों होंठों को बंद करना पड़ता है। 'उ' ध्वनि जिह्वा के मूल से लेकर मुख के मध्यवर्ती ध्वनि के आधार की अंतिम सीमा तक मानो ढुलकता आता है। इस प्रकार 'ॐ' शब्द द्वारा ध्वनि-उत्पादन की संपूर्ण क्रिया प्रकट हो जाती है। अतएव वही स्वाभाविक वाचक ध्वनि है। वही सब विभिन्न ध्वनियों का जननीस्वरूप है। जितने प्रकार के शब्द उच्चारित हो

सकते हैं, हमारी ताकत में जितने प्रकार के शब्द के उच्चारण की संभावना है, 'ॐ' उन सभी का सूचक है। यह सब तात्त्विक चर्चा छोड़ देने पर भी, हम देखते हैं कि भारतवर्ष में जितने सारे विभिन्न धर्मभाव हैं, यह ओंकार उन सबका केंद्रस्वरूप है।

वेद के सब विभिन्न धर्मभाव इस ओंकार का ही अवलंबन किए हुए हैं। अब प्रश्न यह है कि इसके साथ अमेरिका, इंग्लैंड और अन्यान्य देशों का क्या संबंध है? उत्तर यह है कि सब देशों में इस ओंकार का व्यवहार हो सकता है। कारण, भारत में धर्म के विकास की प्रत्येक अवस्था में, उसके प्रत्येक सोपान में ओंकार को अपनाया गया है, उसका आश्रय लिया गया है और वह ईश्वर संबंधी सारे विभिन्न भावों को व्यक्त करने के लिए व्यवहृत हुआ है। अद्वैतवादी, द्वैतवादी, द्वैताद्वैतवादी, भेदभावी यहाँ तक कि नास्तिकों ने भी अपने उच्चतम आदर्श को प्रकट करने के लिए इस ओंकार का अवलंबन किया था। मानवजाति की अधिकांश आबादी के लिए यह ओंकार उनकी अपनी धार्मिक स्पृहा का एक प्रतीक बन गया है। अंग्रेजी शब्द 'गॉड' को लो। यह जिस भाव को प्रकट करता है, वह कोई अधिक दूर तक नहीं जा सकता। यदि तुम उसके अतिरिक्त अन्य कोई भाव उस शब्द से व्यक्त करने की इच्छा करो, तो तुम्हें उसमें विशेषण लगाना पड़ेगा, जैसे सगुण, निर्गुण, निर्विशेष, आदि-आदि। अन्य दूसरी भाषाओं में ईश्वरवाचक, जो सब शब्द हैं, उनके बारे में भी यही बात होती है। उनमें बहुत कम भाव प्रकट करने की शक्ति है, किंतु 'ॐ' शब्द में ये सभी प्रकार के भाव विद्यमान हैं। अतएव सर्वसाधारण को उसका ग्रहण करना चाहिए।

तज्जपस् तदर्थभावनम्।। 1.28।।

उस प्रणब का जप और उसके अर्थ का चिंतन करना चाहिए।

व्याख्या : जप अर्थात् बारंबार उच्चारण की आवश्यकता क्या है? हम संस्कार विषयक मतवाद को न भूले होंगे। हमें स्मरण होगा कि समस्त संस्कारों की समष्टि हमारे मन में विद्यमान है। ये संस्कार क्रमशः सूक्ष्म से सूक्ष्मतर होकर अव्यक्त भाव धारण करते हैं। वे बिल्कुल लुप्त नहीं हो जाते, वे मन

के अंदर ही रहते हैं और ज्योंही उन्हें यथोचित उद्दीपना मिलती है, त्यों ही वे चित्तरूपी सरोवर की सतह पर उठ जाते हैं। परमाणु कंपन कभी बंद नहीं होता। जब यह सारा संसार नाश को प्राप्त होता है, तब सब बड़े-बड़े कंपन या प्रवाह लुप्त हो जाते हैं। सूर्य, चंद्रमा, तारे, पृथ्वी—सारे लय को प्राप्त हो जाते हैं, लेकिन कंपन परमाणुओं में बचे रहते हैं। इन बड़े-बड़े ब्रह्मांडों में जो कार्य होता है, प्रत्येक परमाणु वही कार्य करता है। ठीक ऐसा ही चित्त के बारे में भी है। चित्त में होनेवाले सब कंपन अदृश्य अवश्य हो जाते हैं। फिर भी परमाणु के कंपन के समान उनकी सूक्ष्म गति अक्षुण्ण बनी रहती है। ज्यों ही उन्हें कोई संवेग मिलता है, त्योंही वे पुनः बाहर आ जाते हैं। अब हम समझ सकेंगे कि जप अर्थात् बारंबार उच्चारण का तात्पर्य क्या है ? हम लोगों के अंदर जो आध्यात्मिक संस्कार हैं, उन्हें विशेष रूप से उद्दीप्त करने में यह प्रधान सहायक है। 'क्षणमिह सज्जनसडतिरेका। भवति भवार्णवतरणे नौका।' साधुओं का एक क्षण का भी सत्संग भवसागर पार होने के लिए नौकास्वरूप है। सत्संग की ऐसी जबरदस्त शक्ति है। बाह्य सत्संग की जैसी शक्ति बतलाई गई है, वैसी ही आंतरिक सत्संग की भी है। इस ओंकार का बारंबार जप करना और उसके अर्थ का मनन करना ही आंतरिक सत्संग है। जप करो और उसके साथ उस शब्द के अर्थ का ध्यान करो। ऐसा करने से देखोगे, हृदय में ज्ञानालोक आएगा और आत्मा प्रकाशित हो जाएगी।

ॐ शब्द पर मनन तो करोगे ही, साथ ही उसके अर्थ पर भी मनन करो। कुसंग छोड़ दो, क्योंकि पुराने घाव के चिह्न अभी भी तुममें बने हुए हैं, उन पर कुसंग की गरमी लगने पर की देर है कि बस, वे फिर से ताजे हो उठेंगे। ठीक इसी प्रकार हम लोगों में जो उत्तम संस्कार हैं, वे भले ही अभी अव्यक्त हों, सत्संग से वे फिर से जाग्रत् हो जाएँगे, व्यक्त भाव धारण कर लेंगे। संसार में सत्संग से पवित्र और कुछ भी नहीं है, क्योंकि सत्संग से ही शुभ संस्कार चित्तरूपी सरोवर की तली से ऊपरी सतह पर उठ जाने के लिए उन्मुख होते हैं।

ततः प्रत्यक्चेतनाधिगमोऽप्य् अन्तरायाभावश्च ।। 1.29 ।।

इससे विघ्नों का अभाव और अंतरात्मा के स्वरूप का ज्ञान हो जाता है।

व्याख्या : इस ऊँकार के जप और चिंतन का पहला फल यह देखोगे कि क्रमशः अंतर्दृष्टि विकसित होने लगेगी और योग के मानसिक एवं शारीरिक विघ्नसमूह दूर होते जाएँगे। योग के ये विघ्न क्या हैं?

व्याधिस्त्यानसंशयप्रमादाऽऽलस्याऽविरतिभ्रान्तिदर्शानाऽलब्ध-
भूमिकत्वानवस्थितत्वानि चित्तविक्षेपास्तेऽन्तरायाः ॥30॥

रोग, अकर्मण्यता, संशय, लापरवाही, निरर्थकता, आलस्य, साधना मार्ग से हटना, भ्रांति, स्थिरता न हो पाना, ये सभी चित्त के विक्षेप हैं, ये ही विघ्न हैं।

व्याख्या : इस जीवनसमुद्र के उस पार जाने के लिए यह शरीर ही एकमात्र नाव है। इसे स्वस्थ रखने के लिए विशेष यत्न करना चाहिए। जिसका शरीर अस्वस्थ है, वह योगी नहीं हो सकता। मानसिक जड़ता आने पर हमारी योगविषयक सारी रुचि खो जाती है। इस रुचि के अभाव में साधना करने के लिए न तो दृढ़ संकल्प होगा, न शक्ति ही मिलेगी। इस विषय में हमारा विचारजनित विश्वास कितना भी बलशाली क्यों न रहे, लेकिन जब तक दूरदर्शन, दूरश्रवण आदि अलौकिक अनुभूतियाँ नहीं होतीं, तब तक इस विद्या की सत्यता के बारे में बहुत से संशय उपस्थित होंगे। जब इन सबका थोड़ा-थोड़ा आभास होने लगता है, तब साधक साधनमार्ग में और भी अध्यवसायशील होता जाता है। अनवस्थितत्व-साधन करते-करते देखोगे कि कुछ दिन या कुछ सप्ताह तो मन अनायास ही एकाग्र और स्थित हो जाता है। उस समय ऐसा मालूम होगा कि तुम साधना मार्ग में बहुत शीघ्र उन्नति कर रहे हो, किंतु अचानक एक दिन देखोगे कि तुम्हारा यह उन्नति-स्रोत बंद हो गया है, मानो जहाज दलदल में फँस गया हो। उससे कहीं हताश मत हो जाना, अध्यवसाय मत खो बैठना। लगे रहो। इस प्रकार उत्थान और पतन से होते हुए उन्नति होती है।

दुःखदौर्मनस्याङ्गमेजयत्वश्वासप्रश्वासा विक्षेपसहभुवः ॥ 1.31 ॥

दुःख, दौर्मनस्य, अंगमेजयत्व, श्वास और प्रश्वास—ये पाँच विघ्न, विक्षेपों के साथ-साथ होनेवाले हैं।

व्याख्या : जब कभी एकाग्रता का अभ्यास किया जाता है, तभी मन और

शरीर पूर्ण स्थिरभाव धारण करते हैं। जब साधना ठीक तरीके से नहीं होती अथवा जब चित्त पर्याप्त संयत नहीं रहता, तभी ये सब विघ्न आ उपस्थित होते हैं। ओंकार के जप और ईश्वर के प्रति आत्मसमर्पण से मन दृढ़ होता है तथा नया बल प्राप्त होता है। साधनामार्ग में ऐसी स्नायविक चंचलता प्राय: सभी को आती है। उधर तनिक भी ध्यान न दे साधना करते रहो। साधना से ही वे सब चले जाएँगे और तब आसन स्थिर हो जाएगा।

तत्प्रतिषेधार्थम् एकतत्त्वाभ्यास: ॥ 1.32 ॥

उपर्युक्त प्रतिषेध को दूर करने के लिए एक तत्त्व का अभ्यास करना चाहिए।

व्याख्या : कुछ समय तक के लिए मन को किसी विशिष्ट विषय के आकार में परिणत करने की चेष्टा करने से पूर्वोक्त विघ्न दूर हो जाते हैं। एक ही प्रकार का अभ्यास सबके लिए उपयोगी नहीं हो सकता। इसीलिए विभिन्न उपायों की बात कही गई है। प्रत्येक मनुष्य स्वयं यथार्थ अनुभव द्वारा अपने लिए जो उपाय सहायक है, उसे चुन ले सकता है।

मैत्रीकरुणामुदितोपेक्षाणां सुखदु:खपुण्यापुण्यविषयाणां
भावनातश् चित्तप्रसादनम् ॥1.33 ॥

सुख, दु:ख, पुण्य एवं अपुण्य जिनके चित्त के विषय हैं, उनकी मैत्री, करुणा, मन की प्रसन्नता तथा उपेक्षा की भावना से चित्त शांत होता है।

व्याख्या : हममें ये चार प्रकार के भाव रहने ही चाहिए। यह आवश्यक है कि हम सबके प्रति मैत्रीभाव रखें, दीन-दुखियों के प्रति दयावान हों, लोगों को सत्कर्म करते देख सुखी हों और दुष्ट मनुष्य के प्रति उपेक्षा दिखाएँ। इसी प्रकार जो भी विषय हमारे सामने आते हैं, उन सबके प्रति भी हमारे ये ही भाव रहने चाहिए। यदि कोई विषय सुखकर हो, तो उसके प्रति मित्रता अर्थात् अनुकूल भाव धारण करना चाहिए। इसी तरह, यदि हमारी भावना का विषय दु:खकर हो, तो हमारे अंत:करण को उसके प्रति करुणापूर्ण होना चाहिए। यदि वह कोई शुभ विषय हो, तो हमें आनंदित होना चाहिए। अशुभ विषय होने पर उसके प्रति उदासीन रहना ही श्रेयस्कर है। इन सब विभिन्न

विषयों के प्रति मन के इस प्रकार विभिन्न भाव धारण करने से मन शांत हो जाएगा। मन की इस प्रकार के विभिन्न भावों को धारणा करने की असमर्थता ही हमारे दैनिक जीवन की अधिकांश गड़बड़ी एवं अशांति का कारण है। मान लो, किसी ने मेरे प्रति कोई अनुचित व्यवहार किया, तो मैं तुरंत उसका प्रतिकार करने को उद्यत हो जाता हूँ। इस प्रकार बदला लेने की भावना ही यह दिखाती है कि हम चित्त को दबा रखने में असमर्थ हो रहे हैं। वह उस वस्तु की ओर तरंगाकार में प्रवाहित होता है और बस, हम अपनी मन की शक्ति खो बैठते हैं। हमारे मन में घृणा अथवा दूसरों का अनिष्ट करने की प्रवृत्ति के रूप में जो प्रतिक्रिया होती है, वह मन की शक्ति का अपचय मात्र है। दूसरी ओर, यदि किसी अशुभ विचार या घृणाप्रसूत कार्य अथवा किसी प्रकार की प्रतिक्रिया की भावना का दमन किया जाए, तो उससे शुभकारी शक्ति उत्पन्न होकर हमारे ही उपकार के लिए संचित रहती है। यह बात नहीं कि इस प्रकार के संयम से हमारी कोई क्षति होती हो, वरन् उससे तो हमारा आशातीत उपकार ही होता है। जब कभी हम घृणा अथवा क्रोध की वृत्ति को संयत करते हैं, तभी वह हमारे अनुकूल शुभ शक्ति के रूप में संचित होकर उच्चतर शक्ति में परिणत हो जाती है।

प्रच्छर्दनविधारणाभ्यां वा प्राणस्य ॥ 1.34 ॥

इसके अतिरिक्त प्राणवायु का बार-बार बाहर निकालने और रोकने के अभ्यास से भी चित्त शांत, निर्मल होता है।

व्याख्या : यहाँ पर 'प्राण' शब्द का व्यवहार हुआ है। प्राण ठीक श्वास नहीं है। समग्र जगत् में जो ऊर्जाशक्ति व्याप्त हुई है, उसी का नाम है प्राण। संसार में तुम जो कुछ देखते हो, जो कुछ हिलता-डुलता या कार्य करता है, जिसमें भी जीवन है, वह सब इस प्राण की ही अभिव्यक्ति है। जगत् में जितनी भी शक्तियाँ विद्यमान हैं, उनकी समष्टि को प्राण करते हैं। कल्प-आरंभ के पूर्व यह प्राण एक प्रकार से बिल्कुल गतिहीन अवस्था में रहता है और कल्प के शुरू होने पर वह फिर से व्यक्त होना प्रारंभ करता है। यह प्राण की गति के रूप में मनुष्यों अथवा अन्य प्राणियों में स्नायविक गति के रूप में प्रकाशित

होता है। फिर यही विचार तथा अन्य शक्तियों के रूप में भी प्रकाशित होता है। यह सारा जगत् इस प्राण एवं आकाश की समष्टि है। मनुष्य देह के बारे में भी ठीक यही बात है। जो कुछ तुम देखते या अनुभव करते हो, वे सारे पदार्थ आकाश से उत्पन्न हुए हैं और प्राण से सारी विभिन्न शक्तियाँ। इस प्राण को बाहर निकालने और धारण करने का नाम ही प्राणायाम है। योगदर्शन के जनक पतंजलि ने इस प्राणायाम के बारे में कोई विशेष विधान नहीं किया है, परंतु उनके बाद दूसरे योगियों ने इस प्राणायाम के संबंध में अनेक तत्त्वों का आविष्कार करके उसकी एक महान् विद्या तैयार कर दी। पतंजलि के अनुसार यह प्राणायाम चित्तवृत्ति निरोध के विभिन्न उपायों में केवल एक उपाय है, परंतु उन्होंने इस पर कोई विशेष जोर नहीं दिया है। उनका अभिप्राय इतना ही रहा है कि श्वास को बाहर निकालकर फिर से अंदर खींच लो और कुछ देर तक उसे धारण किए रखो। उससे मन अपेक्षाकृत कुछ स्थिर हो जाएगा। बाद में इसी से प्राणायाम नामक एक विशेष विद्या की उत्पत्ति हो गई। अब हम देखेंगे कि ये सब परवर्ती योगी उसके बारे में क्या कहते हैं?

इस संबंध में मैंने पहले ही कुछ कहा है, यहाँ पर उसकी कुछ पुनरावृत्ति करने से वह मन में पक्का बैठ जाएगा। पहले तो, यह ध्यान रखना होगा कि यह प्राण ठीक श्वास-प्रश्वास नहीं है, वरन् जिस शक्ति के बल से श्वास-प्रश्वास की गति होती है, जो वस्तुतः श्वास-प्रश्वास की भी जीवनीशक्ति है, वही प्राण है। फिर, यह प्राण शब्द सब इंद्रियों के लिए भी व्यवहार में लाया जाता है। वे सब की सब प्राण कहलाती हैं। मन को भी प्राण कहा जाता है। अतएव हम देखते हैं कि प्राण का अर्थ है, शक्ति। तो भी इसे हम शक्ति नाम नहीं दे सकते, क्योंकि शक्ति तो इस प्राण की अभिव्यक्ति मात्र है। यह प्राण ही शक्ति तथा नाना प्रकार की गति के रूप में प्रकाशित होता है। चित्त यंत्रस्वरूप होकर चारों ओर से प्राण को भीतर खींचता है और उससे शरीर रक्षा करनेवाली विभिन्न जीवनी शक्तियाँ तथा विचार, इच्छा एवं अन्यान्य सब शक्तियाँ उत्पन्न करता है। पूर्वोक्त प्राणायाम-क्रिया से हम शरीर की समस्त भिन्न-भिन्न गतियों तथा शरीर के अंतर्गत समस्त भिन्न-भिन्न स्नायविक

शक्ति प्रवाहों को वश में ला सकते हैं। पहले हम उनको पहचानने लगते हैं, उनका साक्षात् अनुभव करने लगते हैं, फिर धीरे-धीरे उन पर अधिकार प्राप्त करते जाते हैं, उनको वशीभूत करने में सफल होते जाते हैं।

पतंजलि के बाद के इन योगियों के अनुसार मनुष्य देह में तीन मुख्य प्राणप्रवाह अर्थात् नाड़ियाँ हैं। वे एक को इड़ा, दूसरी को पिंगला और तीसरी को सुषुम्ना करते हैं। उनके अनुसार, पिंगला मेरुदंड के दाहिनी ओर विद्यमान हैं और इड़ा बाईं ओर। उस मेरुदंड के मध्य से होते हुए सुषुम्ना नाम की एक खोखली नली है। उनके अनुसार इड़ा और पिंगला, ये दो नाड़ियाँ प्रत्येक मनुष्य में कार्य करती हैं। उनके सहारे ही हमारा जीवन चलता है। सुषुम्ना का कार्य सभी में होना संभव अवश्य है, किंतु असल में योगी के शरीर में ही वह कार्यशील रहती है। तुम्हें याद रखना चाहिए कि योगी साधना के बल से अपने शरीर को परिवर्तित कर लेते हैं। तुम जितनी ही साधना करोगे, तुम्हारा शरीर उतना ही परिवर्तित होता जाएगा। साधना के पूर्व तुम्हारा शरीर जैसा था, बाद में वैसा नहीं रह जाएगा। यह बात कोई अत्युक्ति नहीं है, युक्ति द्वारा इसको समझाया जा सकता है। हम जो कुछ नए विचार सोचते हैं, वे मानो हमारे मस्तिष्क में एक नया मार्ग तैयार कर देते हैं। इससे हम समझ सकते हैं कि मनुष्य-स्वभाव इतना प्रबल रूढ़िवादी या गतानुगतिक क्यों है ? मनुष्य-स्वभाव ही ऐसा है कि वह पहले चले हुए रास्ते में ही चलना पसंद करता है, क्योंकि वह सरल होता है। यदि दृष्टांत के रूप में हम सोचें कि मन एक सूई के समान है और मस्तिष्क उसके सामने एक कोमल पिंड, तो हम देखेंगे कि हमारा प्रत्येक विचार मस्तिष्क के अंदर मानो एक रास्ता, एक लीक तैयार कर देता है और यदि मस्तिष्क के अंदर का धूसर पदार्थ उस रास्ते के चारों ओर एक सीमा खड़ी न कर दे, तो वह रास्ता बंद हो जाएगा। यदि वह धूसर रंगवाला पदार्थ न रहता, तो हमारी स्मृति ही संभव न होती, क्योंकि स्मृति का अर्थ है, जो विचार एक बार उठ चुके हैं, उनका मानो पदानुगमन करना। तुम लोगों ने शायद गौर किया होगा कि जब कोई व्यक्ति सब लोगों के परिचित कुछ विषयों को लेकर, उन्हीं को घुमा-फिराकर कुछ बोलता है, तो तुम सब

अनायास ही उसकी बात समझ लेते हो। उसका कारण बस इतना ही है कि इस विचार की लीकें या प्रणालियाँ हर एक के मस्तिष्क में विद्यमान हैं और उनसे होकर केवल आना-जाना मात्र आवश्यक होता है। जब कभी कोई नया विषय हमारे सामने आता है, तब मस्तिष्क में एक नए मार्ग के निर्माण की आवश्यकता होती है। इसीलिए वह विषय उतनी सरलता से समझ में नहीं आता। यही कारण है कि मस्तिष्क बिना जाने ही किसी नए प्रकार के भाव द्वारा परिचालित होने से इनकार करता है। वह मानो बलपूर्वक इस नए प्रकार के भाव की गति को रोकने का प्रयत्न करता है। प्राण नए मार्ग बनाने का प्रयत्न कर रहा है और मस्तिष्क उसे करने नहीं देता। बस, यही मनुष्य का रूढ़िवादिता का रहस्य है। मस्तिष्क में ये मार्ग जितने थोड़े परिमाण में होंगे और प्राणरूप सूई उसके भीतर जितनी कम लीकें तैयार करेगी, मस्तिष्क उतना ही रूढ़िवादी नहीं होगा। वह उतना ही नए प्रकार के विचार और भाव के विरुद्ध लड़ाई ठानेगा। मनुष्य जितना ही चिंतनशील होता है, उसके मस्तिष्क के भीतर के मार्ग उतने ही अधिक जटिल होते हैं और उतनी ही सुगमता से वह नए-नए भाव ग्रहण कर सकता है, उन्हें समझ सकता है। प्रत्येक नवीन भाव के संबंध में ऐसा ही समझना चाहिए। मस्तिष्क में एक नवीन भाव आते ही उसके भीतर एक नया मार्ग तैयार हो जाता है। यही कारण है कि योगाभ्यास के समय हमारे सामने पहले इतनी शारीरिक बाधाएँ आती हैं, क्योंकि योग संपूर्णतया नवीन प्रकार के विचारों एवं भावों की समष्टि है। इसीलिए हम देखते हैं कि धर्म का वह अंश जो प्राकृतिक, जागतिक भाव को लेकर व्यस्त रहता है, सर्वसाधारण के लिए बहुत मान्य होता है और उसका दूसरा अंश अर्थात् दर्शन या मनोविज्ञान, जो केवल मनुष्य के आभ्यंतरिक प्रकृति को लेकर संलग्न रहता है, वह प्राय: लोगों द्वारा उपेक्षित होता है।

हमें अपने इस जगत् की व्याख्या स्मरण रखनी चाहिए। हमारा यह जगत् क्या है ? वह तो हमारे ज्ञान के स्तर पर प्रक्षिप्त अनंत सत्ता मात्र है। अनंत का केवल कुछ अंश हमारे ज्ञान के भीतर प्रक्षिप्त हुआ है, जिसे हम अपना जगत् कहते हैं। अतएव हमने देखा कि जगत् के अतीत अनंत सत्ता, ये दोनों ही धर्म

के विषय हैं। जो धर्म इन दोनों में केवल एक को लेकर रहता है, वह अपूर्ण है। धर्म को इन दोनों को ही अपना विषय बनाना चाहिए। अंत का जो भाग इस ज्ञान के भीतर आ पड़ा है, वह अंश अनायास हमें बोधगम्य हो जाता है, क्योंकि हम तो पहले से ही उसी के अंदर हैं और लगभग स्मरणातीत काल से ही जगत्-संबंधी भाव से परिचित हैं। धर्म का वह अंश, जो सीमाहीन अनंत को लेकर संलग्न रहता है, वह हमारे लिए सर्वथा नवीन है। इसीलिए उसके चिंतन से मस्तिष्क में नई लीक तैयार होती रहती है, जिससे सारा शरीर-मन ही मानो उलट-पलट जाता है। यही कारण है कि साधना करते समय साधारण मनुष्य पहले-पहल अपने मार्ग से विच्युत हो जाता है। इन विघ्न-बाधाओं को यथासंभव कम करने के लिए पतंजलि ने इन सब उपायों का आविष्कार किया है, ताकि हम उनमें से ऐसी किसी एक साधना-प्रणाली को चुनकर अपना लें, जो हमारे लिए सर्वथा उपयोगी हो।

विषयवती वा प्रवृत्ति उत्पन्ना मनसः स्थितिनिबन्धनी॥ 1.35॥

विषयोंवाली प्रवृत्तियाँ मन की स्थिति को बाँधती हैं।

व्याख्या : यह बात धारणा अर्थात् एकाग्रता से अपने आप आती रहती है। योगी कहते हैं कि यदि नासिका के अग्रभाग में मन को एकाग्र किया जाए, तो कुछ दिनों में ही अद्भुत सुगंध का अनुभव होने लगता है। इसी प्रकार जिह्वामूल में मन को एकाग्र करने पर सुंदर शब्द सुनाई देता है। जिह्वाग्र में ऐसा करने पर दिव्य रसास्वादन होता है। जिह्वा के बीच में संयम करने पर प्रतीत होता है कि मैंने मानो किसी एक वस्तु का स्पर्श किया। तालु में संयम करने पर दिव्य रूप दीख पड़ते हैं। यदि कोई अस्थिर चित्त व्यक्ति इस योग के कुछ साधनों का अवलंबन करना चाहे, फिर भी उनकी सचाई में संदिग्ध चित्त हो, तो कुछ दिन साधना करने के बाद ये सब अनुभूतियों होने पर, उसे संदेह नहीं रहेगा। तब फिर वह अध्यवसाय के साथ साधना करता रहेगा।

विशोका वा ज्योतिष्मती॥ 1.36॥

इसके अलावा ध्यान में ज्योति के दिखने पर साधक का रुकना भी मन की स्थिति को बाँधता है।

व्याख्या : यह और एक प्रकार की समाधि है। ऐसा ध्यान करो कि हृदय में मानो एक कमल है, उसकी पँखुड़ियाँ अधोमुखी हैं और उसके भीतर से सुषुम्ना गई है। उसके बाद पूरक करो, फिर रेचक करते समय सोचो कि वह कमल पँखुड़ियों सहित ऊर्ध्वमुखी हो गया है और कमल के भीतर एक महाज्योति विद्यमान है। उस ज्योति का ध्यान करो।

वीतरागविषयं वा चित्तम्॥ 1.37॥

जिसके राग–द्वेष समाप्त हो गए हों, उन पर सोचनेवाला चित्त भी प्रगति में बाधित होता है।

व्याख्या : किन्हीं महापुरुष साधु को लो, जो पूर्ण रूप से अनासक्त हों और जिन पर तुम्हारी अत्यंत श्रद्धा हो। उनके हृदय के बारे में चिंतन करो। उनका अंत:करण सर्वविषयों में अनासक्त हो गया है। अत: उनके अंत:करण के बारे में चिंतन करने पर तुम्हारा अंत:करण शांत हो जाएगा। यदि यह न कर सको तो और एक उपाय है।

स्वप्ननिद्राज्ञानालम्बनं वा॥ 1.38॥

स्वप्न या निद्रा के ज्ञान का आलंबन करनेवाला चित्त भी प्रगति में बाधित होता है।

व्याख्या : कभी–कभी मनुष्य ऐसा स्वप्न देखता है कि उसके पास देवता आकर बातचीत कर रहे हैं, वह मानो एक प्रकार से भावावेश में चूर हो गया है। वायु में एक अपूर्ण संगीत की ध्वनि बहती हुई चली आ रही है और वह उसे सुन रहा है। उस स्वप्नावस्था में वह आनंद में मस्त रहता है। जब वह जागता है, तब स्वप्न की वे घटनाएँ उसके मन पर एक गहरी छाप छोड़ जाती हैं। उस स्वप्न को सत्य मानकर उसका ध्यान करो। यदि तुम इसमें भी समर्थ न हो तो जो कोई पवित्र वस्तु तुम्हें अच्छी लगे, उसी का ध्यान करो।

यथाभिमतध्यानाद् वा॥ 1.39॥

जिसकी बार–बार विचार करने की प्रवृत्ति हो, उसके ध्यान से भी प्रगति में बाधा आती है।

व्याख्या : इससे यह न समझ लेना चाहिए कि किसी बुरी वस्तु का भी ध्यान करने से बनेगा। जो कोई भली वस्तु तुम्हें अच्छी लगे, जो स्थान तुम्हें पसंद हो, जो दृश्य या जो भाव तुम्हें बहुत अच्छा लगता हो, जिससे तुम्हारा चित्त एकाग्र हो जाता हो, उसी का चिंतन करो।

परमाणुपरममहत्त्वान्तोऽस्य वशीकारः ॥ 1.40 ॥

उस समय इसका परमाणु से लेकर परम महत्त्व तक वशीकार हो जाता है।

व्याख्या : मन इस अभ्यास द्वारा अत्यंत सूक्ष्म से लेकर वृहत्तम वस्तु तक सभी पर सुगमता से ध्यान कर सकता है। ऐसा होने पर ये मनोवृत्ति-प्रवाह भी धीरे-धीरे क्षीण होने लगते हैं।

क्षीणवृत्तेर्अभिजातस्येव मर्णे ग्रहीतृग्रहणग्राह्येषु
तत्स्थतदञ्जनता समापत्तिः ॥ 1.41 ॥

जिसकी समस्त बाह्यवृत्तियाँ क्षीण हो चुकी हैं, उसका स्फटिक मणि की भाँति स्वच्छ चित्त का जो ग्रहीता (पुरुष), ग्रहण (अंतःकरण और इंद्रियाँ) तथा ग्राह्य (पंचभूत और विषयों) में स्थित हो जाना और तदाकार हो जाना है; यही संप्रज्ञात समाधि है।

व्याख्या : इस प्रकार लगातार ध्यान करते समय कौन सा फल प्राप्त होता है? हमें यह स्मरण होगा कि पूर्वोक्त एक सूत्र में पतंजलि ने विभिन्न प्रकार की समाधियों का वर्णन किया है। पहली समाधि है, स्थूल विषय को लेकर और दूसरी है, सूक्ष्म विषय को लेकर। आगे चलकर क्रमशः और भी सूक्ष्मतर वस्तुएँ हमारी समाधि का विषय होती जाती हैं, यह भी पहले कहा जा चुका है। इन सब समाधियों के अभ्यास का फल यह है कि हम जितनी सुगमता से स्थूल विषयों का ध्यान कर सकते हैं, उतनी ही सुगमता से सूक्ष्म विषयों का भी। इस अवस्था में योगी तीन वस्तुएँ देखते हैं—गृहीता, ग्राह्य और ग्रहण अर्थात् आत्मा, विषय और मन। हमें ध्यान के लिए तीन प्रकार के विषय दिए गए हैं। पहला है, स्थूल जैसे—शरीर या भौतिक पदार्थ। दूसरा है सूक्ष्म, जैसे—मन या चित्त और तीसरा है गुणविशिष्ट पुरुष अर्थात् अस्मिता

या अहंकार। यहाँ आत्मा का अर्थ उसके यथार्थ स्वरूप से नहीं है। अभ्यास द्वारा योगी इन सब ध्यानों में दृढ़प्रतिष्ठ हो जाते हैं। तब उन्हें ऐसी एकाग्रता-शक्ति प्राप्त हो जाती है कि ज्यों ही वे ध्यान करने बैठते हैं, त्यों ही अन्य सभी वस्तुओं को मन से हटा सकते हैं। वे जिस विषय का ध्यान करते हैं, तब वे मानो स्फटिक के एक टुकड़े के समान हो जाते हैं। एक स्फटिक यदि फूल के पास रहे, तो वह फूल के साथ मानो एकरूप हो जाता है। यदि वह फूल लाल हो, तो स्फटिक भी लाल दिखाई देता है और यदि फूल नीले रंग का हो, तो स्फटिक भी नीला दिखाई देता है।

तत्र शब्दार्थज्ञानविकल्पैः संकीर्णा
सवितर्का समापत्तिः॥ 1.42॥

उनमें शब्द, अर्थ और ज्ञान—इन तीनों के विकल्पों से मिश्रित समाधि सवितर्क है।

व्याख्या : यहाँ शब्द का अर्थ है 'कंपन'। अर्थ का मतलब है वह स्नायविक शक्तिप्रवाह, जो उसे भीतर ले जाता है। ज्ञान का अर्थ है, प्रतिक्रिया। हमने अब तब, जितने प्रकार की समाधि की बात सुनी है, पतंजलि उन सभी को सवितर्क कहते हैं। इसके बाद वे हमें क्रमशः और भी उच्चतर समाधियों की शिक्षा देंगे। इन सवितर्क समाधियों में हम विषयी और विषय, इन दोनों को संपूर्ण रूप से पृथक् रखते हैं। यह पार्थक्य या भेद शब्द, उसके अर्थ और तत्प्रसूत ज्ञान के मिश्रण से उत्पन्न होता है। पहले तो है बाह्य कंपन अर्थात् शब्द। जब वह इंद्रिय-प्रवाह द्वारा भीतर प्रवाहित होता है, तब उसे अर्थ कहते हैं। उसके बाद चित्त में एक प्रतिक्रिया-प्रवाह आता है, उसे 'ज्ञान' कहा जाता है। जिसे हम बाह्य वस्तु की अनुभूति कहते हैं, वह वस्तुतः इन तीनों की समष्टि मात्र है। हमने अब तक जितनी प्रकार की समाधियों की बात सुनी है, उन सबमें यह समष्टि ही हमारे ध्यान का विषय होती है। इसके बाद जिस समाधि के बारे में कहा गया जाएगा, वह अपेक्षाकृत श्रेष्ठ है।

स्मृतिपरिशुद्धौ स्वरूपशून्येवार्थमात्रनिर्भासा निर्वितर्का॥ 1.43॥

स्मृति के शोधन से अपने रूप के शून्य होने पर, जैसा केवल ध्येय मात्र

की प्रतीति या भास होने पर चित्ति की अवस्था, निर्वितर्क समाधि है।

व्याख्या : पहले जिस शब्द, अर्थ और ज्ञान की बात कही गई है, उन तीनों का एक साथ अभ्यास करते-करते एक समय ऐसा आता है, जब वे और अधिक मिश्रित नहीं होते, तब हम अनायास ही इन त्रिविध भावों का अतिक्रमण कर सकते हैं। अब पहले हम यही समझने की विशेष चेष्टा करेंगे कि ये तीन क्या हैं? प्रथम चित्त को लो, यह हमेशा याद रखना कि चित्त अर्थात् मनस्तत्त्व की उपमा सरोवर से दी गई है। स्पंदन, शब्द या ध्वनि सरोवर के सतह पर आए हुए कंपन के समान है। तुम्हारे अपने भीतर ही यह स्थिर सरोवर विद्यमान है। मान लो, मैंने 'गाय' शब्द का उच्चारण किया। ज्यों ही वह तुम्हारे कान में प्रवेश करता है, त्यों ही तुम्हारे चित्तरूपी सरोवर में एक कंपन उठा देता है। यह कंपन ही 'गाय' शब्द से सूचित भाव या अर्थ है। तुम जो सोचते हो कि मैं एक गाय को जानता हूँ, वह केवल तुम्हारे मन के भीतर रहनेवाली एक तरंग मात्र है। बाह्य एवं आभ्यंतर ध्वनि के साथ वह तरंग भी नष्ट हो जाती है। ध्वनिजनित क्षोभ के बिना तरंग रह ही नहीं सकती।

तुम पूछ सकते हो कि जब हम गाय के बारे में केवल सोचते हैं, बाहर से कोई ध्वनि कानों में नहीं पहुँचती, तब भला ध्वनि कहाँ रहती है? उत्तर यह है कि तब वह ध्वनि तुम स्वयं करते हो। तब तुम अपने मन-ही-मन 'गाय' शब्द का धीरे-धीरे उच्चारण करते रहते हो और बस उसी से तुम्हारे भीतर एक तरंग आ जाती है। ध्वनि के इस संवेग के बिना कोई तरंगें नहीं आ सकतीं और जब यह संवेग बाहर से नहीं आता, तब भीतर से ही आता है। ध्वनि के साथ ही लहर का भी नाश हो जाता है। तब फिर बचा क्या रहता है?

तब उस प्रतिक्रिया का परिणाम भर बचा रहता है। वही ज्ञान है। हमारे मन के अंदर ये तीनों इतने दृढ़संबद्ध हैं कि हम उन्हें अलग नहीं कर सकते। ज्यों ही ध्वनि आती है, त्यों ही इंद्रियाँ स्पंदित हो उठती हैं और प्रतिक्रिया के रूप में एक तरंग उठ जाती है। ये तीनों क्रियाएँ एक के बाद एक इतनी शीघ्रता से होती हैं कि उनमें एक को दूसरे से अलग करना अत्यंत कठिन है। यहाँ जिस समाधि की बात कही गई है, उसका दीर्घकाल तक अभ्यास करने पर

स्मृति (समस्त संस्कारों की आधारभूमि) शुद्ध हो जाती है। तब हम उनमें से एक-दूसरे को अलग कर सकते हैं। इसी को 'निर्वितर्क समाधि' कहते हैं।

एतयैव सविचारा निर्विचारा च
सूक्ष्मविषया व्याख्याता ॥ 1.44 ॥

इन्हीं के द्वारा (सवितर्क एवं निर्वितर्क द्वारा) सूक्ष्म विषयों में की जानेवाली—सविचार और निर्विचार समाधि का भी वर्णन किया जाता है।

व्याख्या : यहाँ भेद केवल इतना है कि समाधियों के विषय सूक्ष्म हैं, जबकि पूर्वोक्त दोनों समाधियों के विषय स्थूल हैं।

सूक्ष्मविषयत्वं चालिङ्गपर्यवसानम् ॥ 1.45 ॥

साथ ही सूक्ष्म विषयत्व (विषयभाव) प्रकृतिपर्यंत हैं।

व्याख्या : पंच महाभूत और उनसे उत्पन्न समस्त वस्तुओं को स्थूल कहते हैं। सूक्ष्म वस्तु तन्मात्रा से शुरू होती है। इंद्रिय, मन, अहंकार, महत्त्व (जो समस्त अभिव्यक्ति का कारण है), सत्त्व, रज और तम की साम्यावस्थारूप प्रधान, प्रकृति या अव्यक्त—ये सभी सूक्ष्म वस्तु के अंतर्गत हैं। केवल पुरुष (अर्थात् आत्मा) ही इसके भीतर नहीं आता।

ता एव सबीजः समाधिः ॥ 1.46 ॥

वे ही सबीज समाधि हैं।

व्याख्या : इन सब समाधियों में पूर्वकर्मों का बीज नष्ट नहीं होता। अतः उनसे मुक्ति प्राप्त नहीं होती। तो फिर उनसे होता क्या है ? यह आगे के सूत्र में बतलाया गया है।

निर्विचारवैशारद्येऽध्यात्मप्रसादः ॥ 1.47 ॥

निर्विचार समाधि की प्रवीणता, गहनता से आत्मिक सुख व शांति की प्राप्ति होती है।

ऋतम्भरा तत्र प्रज्ञा ॥ 1.48 ॥

उस समय योगी की प्रज्ञा (बुद्धि) सत् को ग्रहण करनेवाली होती है।

श्रुतानुमानप्रज्ञाभ्याम् अन्यविषया विशेषार्थत्वात् ॥ 1.49 ॥

श्रवण एवं अनुमान से होनेवाली बुद्धि की अपेक्षा इस बुद्धि का (उपर्युक्त

प्रज्ञा का) विषय भिन्न है, क्योंकि यह विशेष अर्थवाली है।

व्याख्या : तात्पर्य यह है कि हमें सामान्य वस्तुओं का ज्ञान प्रत्यक्ष अनुभव, उस पर आधारित अनुमान और विश्वस्त मनुष्यों के वाक्यों से होता है। 'विश्वस्त मनुष्यों' से योगियों का तात्पर्य है 'ऋषि' और ऋषि का अर्थ है—वेदों में लिपिबद्ध मंत्रों के द्रष्टा उनके अनुसार शास्त्रों का प्रामाण्य केवल यह है कि वे विश्वस्त मनुष्यों के वचन हैं। शास्त्र हमें आत्मानुभूति कराने में कभी समर्थ नहीं हैं। हम भले ही सारे वेदों का पढ़ लें, तो भी हो सकता है कि हमें किसी तत्त्व की अनुभूति न हो। जब हम उनमें वर्णित उपदेशों को अपने जीवन में उतारते हैं, उनके अनुसार कार्य करते हैं, जब हम एक ऐसी अवस्था में पहुँच जाते हैं, जिसमें शास्त्रोक्त बातों की प्रत्यक्ष उपलब्धि होती है। जहाँ तर्क, प्रत्यक्ष या अनुमान—किसी की भी पहुँच नहीं है, वहां आप्तवाक्य की भी कोई उपयोगिता नहीं है। यही इस सूत्र का तात्पर्य है।

प्रत्यक्ष उपलब्धि ही यथार्थ धर्म है, वही धर्म का सार है। उदाहरणार्थ, धर्मसंबंधी भाषण सुनना, धार्मिक ग्रंथों का पाठ करना या विचार करना उस उपलब्धि के लिए प्रारंभिक तैयारियाँ मात्र हैं। वह यथार्थ धर्म नहीं है। केवल किसी मत के साथ बौद्धिक सहमति अथवा असहमति धर्म नहीं है। योगियों का मूलभाव यह है कि जैसे इंद्रियों के विषयों के साथ हम लोगों का साक्षात् संबंध होता है, उसी प्रकार धर्म भी प्रत्यक्ष किया जा सकता है। इतना ही नहीं, वह तो और भी तीव्रतर रूप से उपलब्ध हो सकता है।

ईश्वर, आत्मा आदि जो सब धर्म के प्रतिपाद्य सत्य हैं, वे बहिरिंद्रियों से प्रत्यक्ष नहीं हो सकते। मैं आँखों से ईश्वर को नहीं देख सकता, हाथ से उनका स्पर्श नहीं कर सकता। हम यह भी जानते हैं कि युक्ति-तर्क हमें इंद्रियों के परे नहीं ले जा सकता। वह तो हमें सर्वथा एक अनिश्चित स्थल में छोड़ आता है। हम भले ही जीवन भर विचार करते रहें, जैसा कि दुनिया हजारों वर्षों से करती आ रही है, आखिर उसका फल क्या होता है? यही कि धर्म के सत्यों को प्रमाणित या अप्रमाणित करने में हम अपने को असमर्थ पाते हैं। हम जिसका इंद्रियों से प्रत्यक्ष अनुभव करते हैं, उसी के आधार पर हम तर्क,

विचार आदि किया करते हैं। अतः यह स्पष्ट है कि तर्क को इंद्रिय-प्रत्यक्ष की इस चारदीवारी के भीतर की चक्कर काटना पड़ता है। वह उसके परे कभी नहीं जा सकता। अतएव आत्मानुभूति का समस्त क्षेत्र इंद्रिय-प्रत्यक्ष के परे है। योगी कहते हैं कि मनुष्य इंद्रिय-प्रत्यक्ष के परे और तर्क के परे भी जा सकता है। मनुष्य में अपनी बुद्धि को भी लाँघ लेने की शक्ति, सामर्थ्य है। यह शक्ति प्रत्येक प्राणी में, प्रत्येक जंतु में निहित है। योग के अभ्यास से यह शक्ति जाग्रत् हो जाती है और तब मनुष्य युक्ति-तर्क की साधारण सीमा को पार करता है और तर्क के अगम्य विषयों का साक्षात्कार करता है।

तज्जः संस्कारोऽन्यसंस्कारप्रतिबन्धी ॥ 1.50 ॥

उससे उत्पन्न संस्कार दूसरे संस्कारों को हटानेवाले होते हैं।

व्याख्या : हमने पहले के सूत्र में देखा कि उस अतिचेतन भूमि पर जाने का एकमात्र उपाय है—एकाग्रता। हमने यह भी देखा कि पूर्व संस्कार ही उस प्रकार की एकाग्रता पाने में हजारे प्रतिबंधक हैं। तुम सभी ने गौर किया होगा कि ज्यों ही तुम लोग मन को एकाग्र करने का प्रयत्न करते हो, त्यों ही तुम्हारे अंदर नाना प्रकार के विचार भटकने लगते हैं। ज्यों ही ईश्वर-चिंतन करने की चेष्टा करते हो, ठीक उसी समय ये सब संस्कार जाग उठते हैं। दूसरे समय वे उतने कार्यशील नहीं रहते, किंतु ज्यों ही तुम उन्हें भगाने की कोशिश करते हो, वे अवश्यमेव आ जाते हैं और तुम्हारे मन को बिल्कुल आच्छादित कर देने का भरसक प्रयत्न करते हैं।

इसका कारण क्या है ? एक एकाग्रता के अभ्यास के समय ही वे इतने प्रबल क्यों हो उठते हैं ? इसका कारण यही है कि तुम उनको दबाने की चेष्टा कर रहे हो और वे अपने सारे बल से प्रतिक्रिया करते हैं। अन्य समय वे इस प्रकार अपनी ताकत नहीं लगाते। इन सब पूर्व संस्कारों की संख्या भी कितनी अगणित है ? चित्त के किसी स्थान में वे चुपचप बैठे रहते हैं और बाघ के समान झपटकर आक्रमण करने के लिए मानो हमेशा घात में रहते हैं। उन सब को रोकना होगा, ताकि हम जिन भावों को मन में रखना चाहें, वही आएँ और दूसरे सब भाव चले जाएँ। ऐसा न होकर

वे सब तो उसी समय आने के लिए संघर्ष करते हैं। मन को एकाग्रता में बाधा देनेवाली ये ही संस्कारों की विविध शक्तियाँ हैं। अतएव जिस समाधि की बात अभी कही गई है, उसका अभ्यास सबसे उत्तम है, क्योंकि वह उन संस्कारों को रोकने में समर्थ है। इस समाधि के अभ्यास से जो संस्कार उत्पन्न होगा, वह इतना शक्तिमान होगा कि अन्य सब संस्कारों का कार्य रोककर उन्हें वशीभूत करके रखेगा।

तस्यापि निरोधे सर्वनिरोधान् निर्बीजः समाधिः ॥ 1.51 ॥

उसका भी निरोध हो जाने पर, सबका निरोध होने से निर्बीज समाधि होती है।

व्याख्या : तुम लोगों को यह अवश्य स्मरण है कि आत्मसाक्षात्कार ही हमारे जीवन का चरम लक्ष्य है। हम लोग आत्मसाक्षात्कार नहीं कर पाते, क्योंकि इस आत्मा का प्रकृति, मन और शरीर के साथ तादात्म्य हो गया है। अज्ञानी मनुष्य अपने शरीर को ही आत्मा समझता है। दोनों ही भूल में हैं। अच्छा, आत्मा इन सब उपाधियों के साथ कैसे एकाकार हो जाती है ? चित्त में ये नाना प्रकार की लहरें उठकर आत्मा को आच्छादित कर लेती हैं और हम लहरों में आत्मा का कुछ प्रतिबिंब मात्र देख पाते हैं। यही कारण है कि जब क्रोधवृत्ति रूपी लहर उठती है, तो हम आत्मा को क्रोधयुक्त देखते हैं। कहते हैं कि हम क्रुद्ध हुए हैं। जब चित्त में प्रेम की लहर उठती है, तो उस लहर में अपने को प्रतिबिंबित देखकर हम सोचते हैं कि हम प्यार कर रहे हैं। जब दुर्बलता रूपी वृत्ति उठती है और आत्मा उसमें प्रतिबिंबित हो जाती है, तो हम सोचते हैं कि हम कमजोर हैं। ये सब पूर्व संस्कार जब आत्मा के स्वरूप को आच्छादित कर लेते हैं, तभी इस प्रकार के विभिन्न भाव उदित होते हैं। चित्तरूपी सरोवर में जब तक एक भी लहर रहेगी, तब तक आत्मा का यथार्थ स्वरूप दिखाई नहीं देगा। जब तक समस्त लहरें बिल्कुल शांत नहीं हो जातीं, तब तक आत्मा का यथार्थ स्वरूप कभी प्रकाशित नहीं होगा।

इसीलिए पतंजलि ने पहले यह समझाया कि ये तरंगरूपी वृत्तियाँ क्या हैं ? और बाद में उनको दमन करने का सर्वश्रेष्ठ उपाय सिखलाया है। तीसरी

बात यह सिखलाई है कि जैसे एक वृहत् अग्निराशि छोटे–छोटे अग्निकणों को निगल लेती है, उसी प्रकार एक लहर को इतनी प्रबल बनाना होगा, जिससे अन्य सब लहरें बिल्कुल लुप्त हो जाएँ। जब केवल एक ही लहर बची रहेगी, तब उसका भी निरोध कर देना सहज हो जाएगा। जब वह भी चली जाती है, तब उस सामधि को 'निर्बीज समाधि' कहते हैं। तब और कुछ भी नहीं बचा रहता और आत्मा अपने स्वरूप में, अपनी महिमा में प्रकाशित हो जाती है। तभी हम जान पाते हैं कि आत्मा यौगिक पदार्थ नहीं है। संसार में एकमात्र वही नित्य अयौगिक पदार्थ है, अतएव उसका जन्म भी नहीं है और मृत्यु भी नहीं। वह अमर है, अनश्वर है, नित्य चैतन्यघन सत्तास्वरूप है।

□

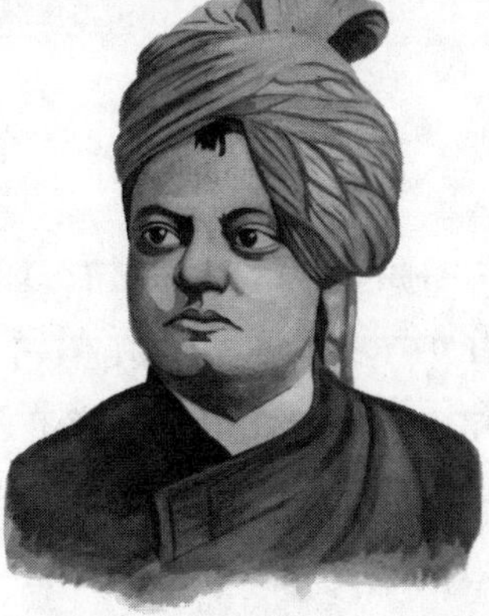

दूसरा अध्याय

साधनपाद

तपःस्वाध्यायेश्वरप्रणिधानानि क्रियायोगः ॥ 2.1 ॥

तप, स्वाध्याय और ईश्वरप्राणिधान (शरणागति)—अर्थात् ये तीनों क्रियायोग हैं।

व्याख्या : पिछले अध्याय में जिन सब समाधियों की बात कही गई हैं, उन्हें प्राप्त करना अत्यंत कठिन है। इसलिए हमें धीरे-धीरे विभिन्न सोपानों से होते हुए उन सब समाधियों को प्राप्त करने का प्रयत्न करना होगा। इसके पहले सोपान को 'क्रियायोग' कहते हैं। इसका शब्दार्थ है—कर्म के सहारे योग की ओर बढ़ना। हमारी देह मानो एक रथ है, इंद्रिया घोड़े हैं, मन लगाम है, बुद्धि सारथि है और आत्मा रथी है। यह गृहस्वामी, यह राजा, यह मनुष्य की आत्मा रथ में सवार है। यदि घोड़े बड़े तेज हों और लगाम खिंची न रहे, यदि बुद्धिरूपी सारथि उन घोड़ों को संयत करना न जाने, तो रथ की दुर्दशा हो जाएगी। यदि इंद्रियरूपी घोड़े अच्छी तरह से संयत रहें और मनरूपी लगाम बुद्धिरूपी सारथी के हाथों अच्छी तरह थमी रहे, तो वह रथ ठीक अपने गंतव्य स्थान पर पहुँच जाता है। अब यह समझ में आ जाएगा कि इस 'तपस्या' शब्द का अर्थ क्या है ? 'तपस्या' शब्द का अर्थ है—इस शरीर और इंद्रियों को चलाते समय लगाम अच्छी तरह थामे रहना, उन्हें अपनी इच्छानुसार काम न करने देकर अपने वश में किए रहना। उसके

बाद में स्वाध्याय या पठन-अध्ययन। यहाँ पठन का तात्पर्य क्या है ? नाटक, उपन्यास या कहानी की पुस्तक का पठन नहीं, वरन् उन ग्रंथों का पठन, जो यह शिक्षा देते हैं कि आत्मा की मुक्ति कैसे होती है ? फिर स्वाध्याय से तर्क या वाद-विवाद की पुस्तक का पठन नहीं समझना चाहिए। जो योगी हैं, वे तो वाद-विवाद करके तृप्त हो चुके रहते हैं। वाद-विवाद में उनकी कोई रुचि नहीं रह जाती। वे पठन-अध्ययन करते हैं, केवल अपनी धारणाओं को दृढ़ करने के लिए। शास्त्रीय ज्ञान दो प्रकार के हैं : एक है, वाद (जो तर्क-युक्ति और विचारात्मक है) और दूसरा है, सिद्धांत (मीमांसात्मक)। अज्ञानावस्था में मनुष्य प्रथमोक्त प्रकार के शास्त्रीय ज्ञान के अनुशीलन में प्रवृत्त होता है, वह तर्कयुद्ध के समान है। प्रत्येक वस्तु के अनुशीलन में प्रवृत्त देखकर विचार करना, इस विचार का अंत होने पर वह किसी एक मीमांसा या सिद्धांत पर पहुँचता है। केवल सिद्धांत पर पहुँचने से ही नहीं हो जाता। इस सिद्धांत के बारे में मन की धारणा को दृढ़ करना होगा। शास्त्र तो अनंत हैं और समय अल्प है, अतः ज्ञान प्राप्ति का रहस्य है—सब वस्तुओं का सारभाग ग्रहण करना। उस सारभाग को ग्रहण करो और उसे अपने जीवन में उतारने का प्रयत्न करो। भारत में एक पुरानी किंवदंती है कि यदि तुम किसी राजहंस के सामने एक कटोरा भर पानी मिला हुआ दूध रख दो, तो वह दूध-दूध पी लेगा और पानी छोड़ देगा। उसी प्रकार ज्ञान का जो अंश आवश्यक है, उसे लेकर असार भाग को हमें फेंक देना चाहिए। पहले-पहल बुद्धि की कसरत आवश्यक होती है। अंधे के समान कुछ भी लेने से नहीं बनता। जो योगी हैं, वे इस युक्ति-तर्क की अवस्था को पान करके एक ऐसे सिद्धांत पर पहुँच चुके हैं, जो पर्वत के समान अचल-अटल है। इसके बाद उनका सारा प्रयत्न सिद्धांत के दृढ़ करने में होता है। वे कहते हैं कि वाद-विवाद मत करो। यदि कोई तुम्हें वाद-विवाद करने को बाध्य करे, तो चुप रहो। किसी वाद-विवाद का जवाब न देकर शांत भाव से वहाँ से चले जाओ, क्योंकि वाद-विवाद द्वारा मन केवल चंचल ही होता है। वाद-विवाद की आवश्यकता केवल बुद्धि को तेज करने के लिए थी। जब वह

संपन्न हो चुका, तब और उसे बेकार चंचल करने की क्या जरूरत? बुद्धि तो एक दुर्बल यंत्रमात्र है। वह हमें केवल इंद्रियों के घेरे में रहनेवाला ज्ञान दे सकती है। योगी इंद्रियों के परे जाना चाहते हैं। अतएव उनके लिए बुद्धि चलाने की कोई और आवश्यकता नहीं रह जाती। उन्हें इस विषय में पक्का विश्वास हो चुका है। अतएव वे वाद-विवाद नहीं करते, चुपचाप रहते हैं, क्योंकि वाद-विवाद करने से मन समता से च्युत हो जाता है, चित्त में एक हलचल मच जाती है और चित्त की ऐसी हलचल उनके लिए एक विघ्न ही है। ये सब वाद-विवाद, युक्ति-तर्क केवल प्रारंभिक अवस्था के लिए हैं। इस युक्ति-तर्क के अतीत और भी उच्चतर तत्त्व समूह हैं। सारे जीवन भर विद्यालय के बच्चों के समान वाद-विवाद या तर्क-वितर्क में रहना पर्याप्त नहीं है। ईश्वर में कर्मफल अर्पित करने का तात्पर्य है—कर्म के लिए स्वयं कोई प्रशंसा या निंदा न लेकर इन दोनों को ही ईश्वर को समर्पित कर देना और शांति से रहना।

समाधिभावनार्थः क्लेशतनूकरणार्थश् च॥ 2.2 ॥

यह क्रियायोग समाधि की सिद्धि करनेवाला और क्लेशों को क्षीण करनेवाला होता है।

व्याख्या : हममें से अनेक ने मन को लाड़-प्यार के लड़के के समान कर डाला। वह जो कुछ चाहता है, उसे वही दे दिया करते हैं। इसीलिए क्रियायोग का सतत अभ्यास आवश्यक है, जिससे मन को संयत करके अपने वश में लाया जा सके। इस संयम के अभाव में ही योग के सारे विघ्न उपस्थित होते हैं और उनसे फिर क्लेश की उत्पत्ति होती है। उन्हें दूर करने का उपाय है, क्रियायोग द्वारा मन को वशीभूत कर लेना, उसे अपना कार्य न करने देना।

अविद्यास्मितारागद्वेषाभिनिवेशाः क्लेशाः॥ 2.3 ॥

अविद्या, अस्मिता (मैं हूँ की भावना), राग, द्वेष तथा अभिनिवेश—ये पाँचों क्लेश हैं।

व्याख्या : ये ही पंचक्लेश हैं। ये पाँच संबंधों के समान हमें इस संसार में बाँध रखते हैं। इनमें अविद्या ही कारण है और शेष चार क्लेश इसके कार्य

हैं। यह अविद्या ही हमारे दुःख का एकमात्र कारण है। भला और किसकी शक्ति है, जो हमें इस प्रकार दुःख में रख सके? आत्मा तो नित्य आनंदस्वरूप है। उसे अज्ञान-भ्रम के सिवा और कौन दुःखी कर सकता है? आत्मा के ये समस्त दुःख केवल भ्रम हैं।

अविद्या क्षेत्रम् उत्तरेषां प्रसुप्ततनुविच्छिन्नोदाराणाम्॥ 2.4॥

जो प्रसुप्त, तनु, विच्छिन्न और उदार (इन चार अवस्थाओं) में रहनेवाले हैं एवं जिनका वर्णन (तीसरे सूत्र में) अविद्या के बाद किया गया है, उन (चारों क्लेशों) का क्षेत्र या कारण अविद्या है।

व्याख्या : अविद्या की अस्मिता, राग, द्वेष और अभिनिवेश का कारण है। ये संस्कार समूह विभिन्न मनुष्यों के मन में विभिन्न अवस्थाओं में रहते हैं। कभी-कभी वे प्रसुप्त रूप से रहते हैं। तुम लोग अनेक समय 'शिशु के समान भोला' यह वाक्य सुनते हो। संभव है, इस शिशु के भीतर ही देवता या असुर का भाव विद्यमान हो, जो धीरे-धीरे समय पाकर प्रकाशित होगा। योगी में पूर्व कर्मों के फलस्वरूप ये संस्कार सूक्ष्म भाव से रहते हैं। इसका तात्पर्य यह है कि वे अत्यंत सूक्ष्म अवस्था में रहते हैं और योगी उन्हें दबाकर रख सकते हैं। उनमें उन संस्कारों को प्रकाशित न होने देने की शक्ति रहती है। कभी-कभी कुछ प्रबल संस्कार अन्य कुछ संस्कारों को कुछ समय तक के लिए दबाकर रखते हैं, किंतु ज्यों ही वह दबाए रखनेवाला कारण चला जाता है, त्यों ही वे पहले के संस्कार फिर से उठ जाते हैं। इस अवस्था को 'विच्छिन्न' कहते हैं। अंतिम अवस्था का नाम है 'उदार'। इस अवस्था में संस्कार समूह अनुकूल परिस्थितियों का सहारा पाकर बड़े प्रबल भाव से शुभ या अशुभ रूप से कार्य करते रहते हैं।

अनित्याशुचिदुःखानात्मसु
नित्यशुचिसुखात्मख्यार्ति अविद्या॥ 2.5॥

अनित्य, अशुचि (अपवित्र), दुःख एवं अनात्म (पदार्थों) में नित्य, शुचि (पवित्र), सुख तथा आत्मभाव की अनुभूति—अविद्या है।

व्याख्या : इन समस्त संस्कारों का एकमात्र कारण है—अविद्या। हमें

पहले यह जान लेना होगा कि यह अविद्या क्या है? हम सभी सोचते हैं, "मैं शरीर हूँ। शुद्ध ज्योतिर्मय, नित्य, आनंदस्वरूप आत्मा नहीं।" यह अविद्या है। हम लोग मनुष्य को शरीर के रूप में ही देखते और जानते हैं। यह महान् भ्रम है।

दृग्दर्शनशक्त्यों एकात्मतेवास्मिता ॥ 2.6 ॥

दृक् शक्ति एवं दर्शन शक्ति, इन दोनों की एकात्मता एकरूप सा हो जाना अस्मिता (मैं हूँ की भावना) है।

व्याख्या : आत्मा ही यथार्थ द्रष्टा है। वह शुद्ध, नित्य, पवित्र, अनंत और अमर है। दर्शनशक्ति अर्थात् उसके व्यवहार में आनेवाले यंत्र कौन-कौन से हैं? चित्त, बुद्धि अर्थात् निश्चयात्मिका वृत्ति, मन और इंद्रियाँ—ये उसके यंत्र हैं। ये सब बाह्य जगत् को देखने के लिए उसके यंत्रस्वरूप हैं। उसकी इन सबके साथ एकरूपता को अस्मितारूप अविद्या कहते हैं। हम कहा करते हैं, "मैं मन हूँ, मैं क्रुद्ध हुआ हूँ, मैं सुखी हूँ।" लेकिन सोचो तो सही, हम कैसे क्रुद्ध हो सकते हैं, कैसे किसी के प्रति घृणा कर सकते हैं? आत्मा के साथ हमें अपने को विभिन्न समझना चाहिए। आत्मा का तो कभी परिणाम नहीं होता। यदि आत्मा अपरिणामी है, तो वह कैसे इस क्षण सुखी और दूसरे ही क्षण दु:खी हो सकती है? वह निराकार, अनंत और सर्वव्यापी है; उसे कौन परिणामी बना सकता है? आत्मा सर्व प्रकार के नियमों के परे है। उसे कौन विकृत कर सकता है? संसार में कोई भी आत्मा पर किसी प्रकार का कार्य नहीं कर सकता। तो भी हम लोग अज्ञानवश अपने आप को मनोवृत्ति के साथ एकरूप कर लेते हैं और सोचा करते हैं कि हम सुख या दु:ख का अनुभव कर रहे हैं।

सुखानुशयी रागः ॥ 2.7 ॥

सुख की प्रतीति या भावना को ही प्राप्त करने का भाव राग है।

व्याख्या : हम किसी-किसी विषय में सुख पाते हैं। जिसमें हम सुख पाते हैं, मन एक प्रवाह के समान उसकी ओर प्रवाहित होता है। सुखकेंद्र की ओर दौड़नेवाले मन के इस प्रवाह को ही राग या आसक्ति कहते हैं। हम

जिस विषय में सुख नहीं पाते, उधर हमारा मन कभी भी आकृष्ट नहीं होता। हम लोग कभी-कभी नाना प्रकार की विचित्र चीजों में सुख पाते हैं, तो भी राग की जो परिभाषा दी गई है, वह सर्वत्र ही लागू होती है। हम जहाँ सुख पाते हैं, वहीं आकृष्ट हो जाते हैं।

दुःखानुशयी द्वेषः ॥ 2.8 ॥

दुःख के न होने की भावना द्वेष है।

व्याख्या : जिसमें हम दुःख पाते हैं, उसे तत्क्षण त्याग देने का प्रयत्न करते हैं।

स्वरसवाही विदुषोऽपि तथा रूढोऽभिनिवेशः ॥ 2.9 ॥

जो परंपरा से चला आ रहा है तथा विद्वान् या विवेकयुक्त में भी विद्यमान देखा जाता है, वह (मृत्युभय) अभिनिवेश है।

व्याख्या : जीवन के प्रति यह ममता जीव मात्र में प्रकट रूप से देखी जाती है। इस पर भविष्य-जीवनसंबंधी सिद्धांतों को स्थापित करने का प्रयत्न किया गया है। मनुष्य ऐहिक जीवन से इतना प्यार करता है कि उसकी यह आकांक्षा रहती है कि वह भविष्य में भी जीवित हो। यह कहने की आवश्यकता नहीं कि इस युक्ति का कोई विशेष मूल्य नहीं है, लेकिन इसमें सबसे आश्चर्यजनक बात तो यह है कि पाश्चात्यों के मतानुसार इस जीवन के प्रति ममता से भविष्य-जीवन की जो संभावना सूचित होती है, वह केवल मनुष्य के बारे में सत्य है, दूसरे प्राणियों के बारे में नहीं। भारत में पूर्वसंस्कार और पूर्वजीवन को प्रमाणित करने के लिए यह अभिनिवेश एक युक्तिस्वरूप हुआ है। मान लो, यदि समस्त ज्ञान हमें प्रत्यक्ष अनुभूति से प्राप्त हुए हों, तो यह निश्चित है कि हमने जिसका कभी प्रत्यक्ष अनुभव नहीं किया, उसकी कल्पना भी कभी नहीं कर सकते अथवा उसे समझ नहीं सकते। मुरगी के बच्चे अंडे से बाहर आते ही दाना चुगना आरंभ कर देते हैं। बहुधा ऐसा भी देखा गया है कि यदि कभी मुरगी के द्वारा बतख का अंडा सेया गया, तो बतख का बच्चा अंडे से बाहर आते ही पानी में चला जाता है और उसकी मुरगी-माँ इधर सोचती है कि शायद बच्चा पानी में डूब गया। यदि प्रत्यक्ष-

अनुभूति ही ज्ञान का एकमात्र उपाय हो, तो इन मुरगी के बच्चे ने कहाँ से दाना चुगना सीखा अथवा बतख के इन बच्चों ने यह कैसे जाना कि पानी उनका स्वाभाविक स्थान है? यदि तुम कहो कि यह जन्मजात-प्रवृत्ति मात्र है, तो उससे कुछ भी बोध नहीं होता। वह तो केवल एक शब्द का प्रयोग मात्र हुआ। वह कोई स्पष्टीकरण तो है नहीं। यह जन्मजात-प्रवृत्ति क्या है? हम लोगों में भी ऐसी बहुत सी जन्मजात-प्रवृत्तियाँ हैं। उदाहरणार्थ, अनेक महिलाएँ पियानो बजाती हैं। तुमको अवश्य स्मरण होगा, जब तुमने पहले-पहल पियानो सीखना आरंभ किया था, तब तुमको सफेद और काले परदों पर एक के बाद दूसरे पर कितनी सावधानी के साथ उँगलियाँ रखनी पड़ती थीं, किंतु कुछ वर्षों के अभ्यास के बाद अब तुम किसी मित्र के साथ बातचीत भी करती रहती हो, साथ ही तुम्हारी उँगलियाँ भी पियानो पर अपने आप चलती रहती हैं, अर्थात् वह अब तुम लोगों की जन्मजात-प्रवृत्ति के रूप में परिणत हो गया है। वह तुम लोगों के लिए अब पूर्ण रूप से स्वाभाविक हो गया है। हम जो अन्य कार्य करते हैं, उनके बारे में भी ठीक ऐसा ही है। अभ्यास से वह सब जन्मजात-प्रवृत्तियों के रूप में परिणत हो जाता है, स्वाभाविक हो जाता है। जहाँ तक हम जानते हैं, आज जिन क्रियाओं को हम स्वाभाविक या जन्मजात-प्रवृत्तियों से उत्पन्न कहते हैं, वे सब पहले तर्कपूर्वक ज्ञान की क्रियाएँ थीं और अब निम्नभावापन्न होकर इस प्रकार स्वाभाविक हो पड़ी हैं। योगियों की भाषा में, जन्मजात-प्रवृत्ति तर्क की निम्नभावापन्न क्रमसंकुचित अवस्था मात्र है। तर्कजन्य ज्ञान क्रमसंकुचित होकर स्वाभाविक संस्कार के रूप में परिणत हो जाता है। अतएव यह बात पूर्णरूपेण युक्तिसंगत है कि हम इस जगत् में जिसे जन्मजात-प्रवृत्ति कहते हैं, वह तर्कजन्य ज्ञान की संकुचित निम्नावस्था मात्र है। चूँकि यह तर्क प्रत्यक्ष-अनुभति बिना नहीं हो सकता, इसलिए समस्त जन्मजात-प्रवृत्तियाँ पूर्व प्रत्यक्ष-अनुभूतियों के फल हैं। अब प्रश्न यह है कि यह अनुभूति जीवात्मा की है अथवा केवल शरीर की? बतख अभी जो कुछ अनुभव कर रही है, वह उस बतख के पूर्वजों की अनुभूति से आया है अथवा वह उसकी अपनी प्रत्यक्ष अनुभूति है? आधुनिक वैज्ञानिक

कहते हैं, वह केवल उसके शरीर का धर्म है, लेकिन योगी कहते हैं कि वह मन की अनुभूति है, जो शरीर के माध्यम से संचारित होकर आ रही है। इसी को 'पुनर्जन्मवाद' कहते हैं।

हमने पहले देखा कि हमारा समस्त ज्ञान प्रत्यक्ष, तर्कजन्य या जन्मजात अनुभूतिरूप मार्ग के माध्यम से होकर ही आ सकता है। जिसे हम जन्मजात-प्रवृत्ति कहते हैं, वह हमारी पूर्व प्रत्यक्ष अनुभूति का फल है। वह पूर्वानुभूति ही आज अवनत होकर जन्मजात-प्रवृत्ति के रूप में परिणत हो गई है और यह जन्मजात-प्रवृत्ति फिर से तर्कजन्य ज्ञान में उन्नत हो जाती है। सारे संसार में यही क्रिया चल रही है। इसी पर भारत में पुनर्जन्मवाद की एक प्रधान युक्ति आधारित हुई है। पूर्वानुभूत बहुत से भय के संस्कार कालांतर में इस जीवन के प्रति ममता के रूप में परिणत हो जाते हैं। यही कारण है कि बालक बिल्कुल बचपन से ही अपने आप डरता रहता है, क्योंकि उसके मन में दुःख का पूर्वानुभूतिजनित संस्कार विद्यमान है। अत्यंत विद्वान् मनुष्यों में, जो जानते हैं कि यह शरीर एक दिन चला जाएगा, जो कहते हैं कि 'आत्मा की मृत्यु नहीं, हमारे तो सैकड़ों शरीर हैं, अतएव भय किस बात का', उनकी सारी विचारजनित धारणाओं के बावजूद हम इस जीवन के प्रति प्रगाढ़ ममता देखते हैं। जीवन के प्रति यह ममता कहाँ से आई? हमने देखा है कि यह हमारे लिए जन्मजात या स्वाभाविक हो गई है। योगियों की दार्शनिक भाषा में कह सकते हैं कि वह संस्कार के रूप में परिणत हो गई हैं। ये सारे संस्कार सूक्ष्म और प्रसुप्त होकर मन के भीतर मानो सोए हुए पड़े हैं। मृत्यु के सब पूर्व अनुभव (वे सभी संस्कार जिन्हें हम जन्मजात-प्रवृत्ति कहते हैं) मानो अवचेतन अर्थात् ज्ञान की निम्न भूमि में पहुँच गए हैं। वे चित्त में ही वास करते हैं। वे वहाँ निष्क्रिय रूप से अवस्थान करते हों, ऐसी बात नहीं, वरन् भीतर-ही-भीतर कार्य करते रहते हैं।

स्थूल रूप में प्रकाशित चित्तवृत्तियों को हम समझ सकते हैं और उनका अनुभव कर सकते हैं। उनका दमन अधिक सुगमता से किया जा सकता है। उन्हें कैसे दबाया जाए? जब मैं क्रुद्ध होता हूँ, तब मेरा सारा मन मानो क्रोध

की एक बड़ी तरंग में परिणत हो जाता है। मैं वह अनुभव कर सकता हूँ, उसे देख सकता हूँ। उसे मानो हाथ में लेकर हिला-डुला सकता हूँ। उसके साथ अनायास ही जो इच्छा हो, वही कर सकता हूँ। उसके साथ लड़ाई कर सकता हूँ। यदि मैं मन के अत्यंत गहरे प्रदेश में न जा सकूँ, तो कभी भी मैं उसे जड़ से उखाड़ने में सफल न हो सकूँगा। कोई मुझे दो कड़ी बातें सुना देता है और मैं अनुभव करता हूँ कि मेरा खून गरम होता जा रहा है। उसके और भी कुछ कहने पर मेरा खून उबल उठता है और मैं अपने आपे से बाहर हो जाता हूँ। क्रोधवृत्ति के साथ मानो अपने को एक कर लेता हूँ। जब उसने मुझे सुनाना आरंभ किया था, उस समय मुझे अनुभव हो रहा था कि मुझमें क्रोध आ रहा है। उस समय क्रोध अलग था और मैं अलग, किंतु जब क्रुद्ध हो उठा, तो मैं ही मानो क्रोध में परिणत हो गया।

इन वृत्तियों को जड़ से, उनकी सूक्ष्मावस्था से ही उखाड़ना पड़ेगा। वे हमारे ऊपर कार्य कर रही हैं, यह समझने के पहले ही उन पर संयम करना पड़ेगा। संसार के अस्तित्व तक का पता नहीं। जिस अवस्था में ये वृत्तियाँ अवचेतन अर्थात् ज्ञान की निम्न भूमि से थोड़ी-थोड़ी करके उदित होती हैं, उसी को वृत्ति की सूक्ष्मावस्था कहते हैं। जब किसी सरोवर की तली से एक बुलबुला ऊपर उठता है, तब हम उसे देख नहीं पाते। केवल इतना ही नहीं, जब वह सतह के बिल्कुल नजदीक आ जाता है, तब भी हम उसे देख नहीं पाते, लेकिन जब वह ऊपर उठकर फूट जाता है और एक लहर फैला देता है, तभी हम उसका अस्तित्व जान पाते हैं। इसी प्रकार जब इन वृत्तियों को उनकी सूक्ष्मावस्था में ही पकड़ सकेंगे, तभी हम उन्हें रोकने में समर्थ हो सकेंगे। उनके स्थूल रूप धारण करने के पहले ही यदि हम उनको पकड़ न सकें, उनको संयत न कर सकें, तो फिर किसी भी वासना पर संपूर्ण रूप से जय प्राप्त कर सकने की आशा नहीं करनी चाहिए। वासनाओं को संयत करने के लिए हमें उनके मूल में जाना पड़ेगा। तभी हम उनके बीज तक को दग्ध कर डालने में सफल होंगे। जैसे भुने हुए बीज जमीन में बो देने पर फिर अंकुरित नहीं होते, उसी प्रकार ये वासनाएँ भी फिर कभी उदित न होंगी।

ते प्रतिप्रसवहेयाः सूक्ष्माः ॥ 2.10 ॥

वे सूक्ष्म अवस्थावाले तथा चित्त को अपने कारण में लीन करनेवाले होने से हेय हैं।

व्याख्या : ध्यान द्वारा जब चित्तवृत्तियाँ नष्ट हो जाती हैं, तब सूक्ष्म संस्कार बच रहते हैं। उनको नष्ट करने का उपाय क्या है ? उन्हें प्रतिप्रसव अर्थात् प्रतिलोम-परिणाम के द्वारा नष्ट करना पड़ता है। प्रतिलोम-परिणाम का अर्थ है—कार्य का कारण में लय। चित्तरूप कार्य जब समाधि द्वारा अस्मितारूप अपने कारण में लीन हो जाता है, तभी चित्त के साथ ये सब संस्कार भी नष्ट हो जाते हैं। केवल ध्यान से सब सूक्ष्म संस्कार नष्ट नहीं कर सकता।

ध्यानहेयास् तद्वृत्तयः ॥ 2.11 ॥

उन क्लेशों की वृत्तियाँ ध्यान द्वारा हटाने योग्य, नाश करने योग्य हैं।

व्याख्या : ध्यान ही इन बड़ी तरंगों की उत्पत्ति को रोकने का एक महान् उपाय है। ध्यान द्वारा मन की ये वृत्तिरूप लहरें दब जाती हैं। यदि तुम दिन पर दिन, मास पर मास, वर्ष पर वर्ष इस ध्यान का अभ्यास करो, जब तक वह तुम्हारे स्वभाव में न भिद जाए, जब तक तुम्हारी इच्छा न करने पर भी वह ध्यान आप से आप आने लगे, तो क्रोध, घृणा आदि वृत्तियाँ संयत हो जाएँगी।

क्लेशमूलः कर्माशयो दृष्टादृष्टजन्मवेदनीयः ॥ 2.12 ॥

क्लेश के मूल कर्मसंस्कार (राशि/समूह), दृष्ट (वर्तमान) और अदृष्ट (भविष्य) दोनों प्रकार के जन्मों में वेदनीय (भोगे जानेवाले) हैं।

व्याख्या : कर्माशय का अर्थ है, समस्त संस्कारों की समष्टि। हम जो भी कार्य करते हैं, वह चित्त रूपी सरोवर में एक लहर उठा देता है। हम सोचते हैं कि इस काम के समाप्त होते ही वह लहर भी चली जाएगी, लेकिन वास्तव में वैसा नहीं होता। वह तो बस सूक्ष्म आकार भर धारण कर लेती है, लेकिन रहती वही है। ज्यों ही हम उस कार्य को स्मरण में लाने का प्रयत्न करते हैं, ज्योंही वह फिर से उठ जाती है और लहररूप धारण कर लेती है। इससे यह स्पष्ट है कि वह मन के ही भीतर छिपी हुई थी। यदि ऐसा न होता, तो स्मृति ही संभव न होती। अतएव हर एक कार्य, हर एक विचार, वह चाहे

शुभ हो, चाहे अशुभ, मन के गहरे प्रदेश में जाकर सूक्ष्मभाव धारण कर लेता है और वहीं संचित रहता है। शुभ और अशुभ दोनों प्रकार के विचारों को क्लेश कहते हैं। योगियों के मतानुसार, दोनों से अंत में दुःख उत्पन्न होता है। इंद्रियों से जो सुख मिलता है, वह अंत में दुःख ही लाता है, क्योंकि भोग से और अधिक भोग की तृष्णा होती है। इसका अनिवार्य फल होता है—दुःख। मनुष्य की वासना का कोई अंत नहीं। वह लगातार वासना पर वासना रचता जाता है और जब ऐसी अवस्था में पहुँचता है, जहाँ उसकी वासना पूर्ण नहीं होती, तो फल होता है—दुःख। इसीलिए योगी शुभ या अशुभ समस्त संस्कारों की समष्टि को क्लेश कहते हैं। ये क्लेश आत्मा की मुक्ति में बाधक होते हैं।

हमारे सारे कार्यों के सूक्ष्म मूलस्वरूप संस्कारों के बारे में भी ऐसा ही समझना चाहिए। वे कारणस्वरूप होकर इहजीवन अथवा परजीवन में फल प्रसव करते हैं। विशेष स्थलों में ये संस्कार विशेष प्रबल रहने के कारण बहुत शीघ्र अपना फल दे देते हैं। अत्युत्कट पुण्य या पाप कर्म इहजीवन में ही अपना फल सामने ला देता है। योगी कहते हैं कि जो मनुष्य इहजीवन में ही अत्यंत प्रबल शुभ संस्कार उपार्जित कर सकते हैं, उन्हें मृत्यु तक बाट जोहने की आवश्यकता नहीं होती। वे तो इसी जीवन में अपने शरीर को देवशरीर में परिणत कर सकते हैं। योगियों के ग्रंथों में इस प्रकार के कई दृष्टांतों का उल्लेख मिलता है। ये व्यक्ति अपने शरीर के उपादान तक को बदल डालते हैं। ये लोग अपने शरीर के परमाणुओं को ऐसे नए ढंग से ठीक रच लेते हैं कि उनको फिर और कोई बीमारी नहीं होती। हम लोग जिसे मृत्यु कहते हैं, वह भी उनके पास नहीं फटक सकती। ऐसी घटना न होने का तो कोई कारण नहीं है। शरीरशास्त्र के अनुसार, भोजन का अर्थ है—सूर्य से शक्तिग्रहण। वह शक्ति पहले वनस्पति में प्रवेश करती है, उस वनस्पति को कोई पशु खा लेता है, फिर उस पशु को कोई मनुष्य। इसे वैज्ञानिक भाषा में व्यक्त करना हो, तो कहना पड़ेगा कि हमने सूर्य से कुछ शक्ति ग्रहण करके उसे अपने अंगीभूत कर लिया। यदि यही बात हो, तो इस शक्ति को अपने अंदर लेने के लिए केवल एक ही तरीका क्यों रहना चाहिए? पौधे हमारी तरह शक्ति

ग्रहण नहीं करते और हम जिस प्रकार शक्ति संग्रह करते हैं, धरती उस प्रकार नहीं करती। तो भी सभी किसी-न-किसी प्रकार से शक्ति संग्रह करते ही हैं। योगियों का कहना है कि वे केवल मन की शक्ति द्वारा शक्ति संग्रह कर सकते हैं। वे कहते हैं कि हम बिना किसी साधारण उपाय का अवलंबन किए ही यथेच्छ शक्ति भीतर ले सकते हैं। जैसे एक मकड़ी अपने ही उपादान से जाला बनाकर उसमें बद्ध हो जाती है और जाले के तंतुओं का सहारा लिए बिना कहीं नहीं जा सकती, उसी प्रकार हमने भी अपने ही उपादान से इस स्नायुजाल की सृष्टि की है और अब उस स्नायुमार्ग का बिना अवलंबन किए कोई काम ही नहीं कर सकते। योगी कहते हैं, हम क्यों उसमें बद्ध हों?

इस तत्त्व को और एक उदाहरण देकर समझाया जा सकता है। हम पृथ्वी के किसी भी भाग में विद्युत् शक्ति भेज सकते हैं, लेकिन उसके लिए हमें तार की जरूरत पड़ती है। प्रकृति तो बिना तार के ही बड़े परिणाम में यह शक्ति भेजती रहती है। हम भी वैसा क्यों न कर सकेंगे? हम चारों ओर मानस-विद्युत् भेज सकते हैं। हम जिसे मन कहते हैं, वह बहुत कुछ विद्युत्-शक्ति के ही सदृश है। स्नायु के भीतर जो तरल पदार्थ है, उसमें थोड़ी विद्युत-शक्ति है, क्योंकि विद्युत् के समान उसके भी दोनों ओर दो विपरीत शक्तियाँ दिखाई पड़ती हैं तथा विद्युत् के अन्यान्य सब धर्म उसमें भी देखे जाते हैं। इस विद्युत् शक्ति को अभी हम केवल स्नायुओं से ही प्रवाहित कर सकते हैं। प्रश्न यह है कि स्नायुओं की सहायता लिए बिना ही हम मानस-विद्युत् को क्यों नहीं प्रवाहित कर सकेंगे? योगी कहते हैं कि हाँ, यह पूरी तरह से संभव है और संभव ही नहीं, वरन् इसे कार्य में भी परिणत किया जा सकता है। जब तुम इसमें कृतकार्य हो जाओगे, तब सारे संसार भर में अपनी इस शक्ति को परिचालित करने में समर्थ हो जाओगे। तब तुम किसी स्नायु-यंत्र की सहायता किए बिना ही किसी भी स्थान में, किसी भी शरीर द्वारा कार्य कर सकोगे। जब तक आत्मा इस स्नायुयंत्र रूप प्रणाली के भीतर से काम करती रहती है, हम कहते हैं कि मनुष्य जीवित है और जब इन यंत्रों का कार्य बंद हो जाता है, तो कहते हैं कि मनुष्य मर गया। जब मनुष्य इस

प्रकार के स्नायु-यंत्र की सहायता से या बिना उसकी सहायता के भी कार्य करने में समर्थ हो जाता है, तब उसके लिए जन्म और मृत्यु का कोई अर्थ नहीं रह जाता। संसार में जितने शरीर हैं, वे सब तन्मात्राओं से बने हुए हैं। उनमें भेद है केवल तन्मात्राओं के विन्यास की प्रणाली में। यदि तुम्हीं उस विन्यास के कर्ता हो, तो तुम इच्छानुसार शरीर की रचना कर सकते हो। यह शरीर तुम्हारे सिवाय और कितने बनाया है ? अन्न कौन खाता है ? यदि कोई और तुम्हारे लिए भोजन करता रहे, तो तुम अधिक दिन जीवित न रहोगे। उस अन्न से रुधिर भी कौन तैयार करता है ? अवश्य तुम्हीं। उस रुधिर को शुद्ध करके कौन धमनियों में प्रवाहित करता है ? तुम्हीं। हम शरीर के मालिक हैं और उसमें वास करते हैं। उसका किस प्रकार पुनर्गठन किया जाए ? बस इसी ज्ञान को हम खो बैठे हैं। हम स्वभाव से भ्रष्ट हो गए हैं। हम शरीर के परमाणुओं की विन्यास प्रणाली भूल गए हैं। अतः आज हम जिसे यंत्रवत् किए जा रहे हैं, उसी को अब जान-बूझकर करना होगा। हमीं तो मालिक हैं, कर्ता हैं, अतः हमीं को इस विन्यास प्रणाली को नियमित करना होगा। जब हम इसमें सफल हो जाएँगे, तब अपनी इच्छानुसार शरीर का पुनर्गठन कर लेंगे। तब हमारे लिए जन्म, मृत्यु, आधि-व्याधि कुछ भी न रह जाएगा।

सति मूले तद्विपाको जात्यायुर्भोगाः ॥ 2.13 ॥

मूल के विद्यमान रहते हुए उन कर्मसमूहों के परिणामस्वरूप जाति, आयु तथा भोग आदि होते हैं।

व्याख्या : संस्काररूप जड़ अर्थात् कारण भीतर विद्यमान रहने के कारण वे ही व्यक्त भाव धारण कर फल के रूप में परिणत होते हैं। कारण का नाश होकर कार्य अर्थात् फल का उदय होता है। फिर कार्य सूक्ष्मभाव धारण कर बाद के कार्य का कारणस्वरूप होता है। वृक्ष बीज को उत्पन्न करता है, बीज फिर बाद के वृक्ष की उत्पत्ति का कारण होता है। हम इस समय जो कुछ कर्म कर रहे हैं, वे समस्त पूर्वसंस्कार के फलस्वरूप हैं। ये ही कर्म फिर संस्कार के रूप में परिणत होकर भावी कार्य के कारण हो जाएँगे। बस, इसी प्रकार कार्य-कारण प्रवाह चलता रहता है। इसीलिए यह सूत्र कहता है कि कारण

विद्यमान रहने से उसका फल या कार्य अवश्यमेव होगा। यह फल पहले जाति के रूप में प्रकाशित होता है। कोई जीव मनुष्य होंगे, तो कोई देवता, कोई पशु, तो कोई असुर। फिर जीवन में इस कर्म के विविध रूप होते हैं। एक मनुष्य पचास वर्ष जीवित रहता है, तो दूसरा सौ वर्ष और कोई दो वर्ष के बाद ही चल बसता है। यह जो आयु की विभिन्नता है, वह पूर्व कर्म द्वारा ही नियमित होती है। फिर इसी प्रकार, किसी को देखने पर प्रतीत होता है कि मानो सुखभोग के लिए ही उसका जन्म हुआ है। यदि वह वन में भी चला जाए, तो वहाँ भी सुख मानो उसके पीछे-पीछे जाता है। कोई दूसरा व्यक्ति ऐसा होता है कि उसके पीछे दुःख मानो छाया के समान लगा रहता है। यह सब उनके अपने-अपने पूर्व कर्मों का फल है। योगियों के मतानुसार पुण्यकर्म सुख लाते हैं और पापकर्म दुःख। जो मनुष्य कुकर्म करता है, वह क्लेश के रूप में अपने कर्म का फल अवश्य भोगता है।

ते ह्लादपरितापफलाः पुण्यापुण्यहेतुत्वात् ॥ 2.14 ॥

वे हर्ष, प्रसन्नता एवं अप्रसन्नता, शोक देनेवाले होते हैं, क्योंकि उनके कारण पुण्यकर्म तथा अपुण्य (पाप कर्म), दोनों होते हैं।

परिणामतापसंस्कारदुःखैं गुणवृत्तिविरोधाच्
च दुःखं एव सर्वं विवेकिनः ॥ 2.15 ॥

परिणाम—दुःख, ताप-दुःख तथा संस्कार-दुःख—इन तीन दुःखों द्वारा और तीनों गुणों की वृत्तियों में परस्पर विरोध होने के कारण विवेकी व्यक्ति के लिए सभी कुछ दुःखस्वरूप ही है।

व्याख्या : योगी कहते हैं कि जिनमें विवेकशक्ति है, थोड़ी सी भी अंतर्दृष्टि है, वे सुख और दुःख देनेवाली सर्वविध वस्तुओं के अंतस्तल तक को देख लेते हैं और जान लेते हैं कि ये सुख और दुःख आपस में मानो गुँथे हुए हैं। एक ही दूसरे में परिणत हो जाता है और इनसे संसार में कोई अछूता नहीं रहता। ये सबके पास आते हैं। विवेकी पुरुष देखते हैं कि मनुष्य सारा जीवन मृगजल के पीछे दौड़ता रहता है और कभी अपनी वासनाओं को पूर्ण नहीं कर पाता। एक समय महाराज युधिष्ठिर ने कहा था, ''जीवन में सबसे

आश्चर्यजनक घटना तो यह है कि हम प्रतिक्षण प्राणियों को काल कवलित होते देखते हैं। फिर भी सोचते हैं कि हम कभी नहीं मरेंगे।'' चारों ओर मूर्खों से घिरे रहकर हम सोचते हैं कि हमीं एकमात्र पंडित हैं। चारों ओर सब प्रकार के अस्थाई अनुभवों से घिरे रहकर हम सोचते हैं कि हमारा प्यार ही एकमात्र स्थाई प्यार है। यह कैसे हो सकता है ? प्यार भी स्वार्थ से भरा है। योगी कहते हैं, ''अंत में हम देखेंगे कि दोस्तों का, संतान का, जहाँ तक कि पति-पत्नी का प्रेम भी धीरे-धीरे क्षीण होकर नाश को प्राप्त हो जाता है।'' नाश ही इस संसर का धर्म है। यह किसी भी वस्तु को अछूता नहीं रखता। जब मनुष्य संसार की समस्त वासनाओं में, यहाँ तक कि प्यार में भी निराश हो जाता है, तभी क्षण भर के लिए यह भाव स्फुरित होता है कि यह संसार भी कैसा भ्रम है, कैसा स्वप्न के समान है ? तभी वैराग्य की एक किरण उसके हृदय में फैलती है, तभी वह जगद्तीत सत्ता की झलक पाता है। इस संसार को छोड़ने पर ही संसारातीत तत्त्व हृदय में उद्घाटित होता है। इस संसार के सुख में आसक्त रहते तक यह कभी संभव नहीं होता। ऐसे कोई महात्मा नहीं हुए, जिन्हें अपनी महानता को प्राप्त करने के लिए इंद्रिय-सुख और भोग त्यागना न पड़ा हो। दु:ख का कारण है—प्रकृति की विभिन्न शक्तियों का आपस में विरोध। प्रत्येक शक्ति अपनी-अपनी ओर खींचती है। इस प्रकार स्थायी सुख असंभव हो जाता है।

हेयं दुःखं अनागतम्॥ 2.16॥

जो आया नहीं है या आनेवाला है, वह दु:ख हेय अर्थात् त्यागने योग्य है।

व्याख्या : कर्म का कुछ अंश हम पहले ही भोग चुके हैं, कुछ अंश हम वर्तमान में भोग रहे हैं और शेष अंश भविष्य में फल प्रदान करेगा। हमने जिसका भोग कर लिया है, वह तो अब समाप्त हो चुका। हम वर्तमान में जिसका भोग कर रहे हैं, उसका भोग तो हमें करना ही पड़ेगा। केवल जो कर्म भविष्य में फल देने के लिए बच रहा है, उसी पर हम जय प्राप्त कर सकते हैं, अर्थात् उसका नाश कर सकते हैं। इसीलिए हमें अपनी पूरी शक्ति उस कर्म के नाश के लिए प्रयुक्त कर देनी चाहिए, जिसने अभी तक कोई फल

पैदा नहीं किया है। संस्कारों पर विजय पाने के लिए उन्हें उनके कारणों में समाहित करना होगा। पतंजलि के इस कथन का यही अभिप्राय है।

द्रष्टृदृश्ययोः संयोगो हेयहेतुः ॥ 2.17 ॥

द्रष्टा और दृश्य का संयोग हेय का कारण है।

व्याख्या : द्रष्टा कौन है? पुरुष (मनुष्य की आत्मा)। दृश्य क्या है? मन से लेकर स्थूल भूत तक सारी प्रकृति। इस पुरुष और मन के संयोग से ही समस्त सुख-दुःख उत्पन्न हुए हैं। तुम्हें याद होगा कि योगदर्शन के मतानुसार, पुरुष शुद्धस्वरूप है। ज्यों ही वह प्रकृति के साथ संयुक्त होता है और प्रकृति में प्रतिबिंबित होता है, त्यों ही वह सुख अथवा दुःख का अनुभव करता हुआ प्रतीत होता है।

प्रकाशक्रियास्थितिशीलं भूतेन्द्रियात्मकं
भोगापवर्गार्थं दृश्यम् ॥ 2.18 ॥

प्रकाश, क्रिया और स्थिति जिसका शील या स्वभाव है; भूत और इंद्रियाँ जिसका प्रकट स्वरूप है; भोग एवं अपवर्ग (मोक्ष) का जिसका प्रयोजन है, ऐसा दृश्य है।

व्याख्या : दृश्य अर्थात् प्रकृति भूतों और इंद्रियों से निर्मित है। भूत कहने से स्थूल, सूक्ष्म सब प्रकार के भूतों का बोध होता है, जो सारी प्रकृति का निर्माण करते हैं, इंद्रीय तथा मन आदि का भी बोध होता है। उनके धर्म तीन प्रकार के हैं—प्रकाश, कार्य और स्थिति यानी जड़त्व। इन्हीं को दूसरे शब्दों में सत्त्व, रज और तम कहते हैं। समग्र प्रकृति का उद्देश्य क्या है? यही कि पुरुष समस्त भोगों का अनुभव प्राप्त करे। पुरुष मानो अपने महान् ईश्वरीय भाव को भूल गया है। इस संबंध में एक बड़ी सुंदर कहानी है—

किसी समय देवराज इंद्र शूकर बनकर कीचड़ में रहते थे। उनके एक शूकरी थी। उस शूकरी से उनके बहुत से बच्चे पैदा हुए थे। वे बड़े सुख से समय बिताते थे। कुछ देवता उनकी यह दुरवस्था देखकर उनके पास आकर बोले, "आप देवराज हैं, समस्त देवगण आपके शासन के अधीन हैं, फिर आप यहाँ क्यों हैं?" इंद्र ने उत्तर दिया, "मैं बड़े मजे में हूँ। मुझे स्वर्ग की

परवाह नहीं। यह शूकरी और ये बच्चे जब तक हैं, तब तक स्वर्ग आदि कुछ भी नहीं चाहिए।'' देवगण यह सुनकर किंकर्तव्यविमूढ़ हो गए। उन्हें कुछ सूझ न पड़ा। कुछ दिनों बाद उन्होंने मन-ही-मन संकल्प किया कि वे एक के बाद एक सब बच्चों को मार डालेंगे। जब सभी बच्चे मार डाले गए, तो इंद्र कातर होकर विलाप करने लगे। देवताओं ने इंद्र की शूकर-देह को भी चीर डाला। तब इंद्र उस शूकर-देह से बाहर होकर हँसने लगे और सोचने लगे, 'मैं भी कैसा भयंकर स्वप्न देख रहा था? कहाँ मैं देवराज और कहाँ इस शूकर-जन्म को ही एकमात्र जन्म समझ बैठा था? यही नहीं, वरन् सारा संसार शूकर-देह धारण करे, ऐसी कामना कर रहा था।' पुरुष भी बस इसी प्रकार प्रकृति के साथ मिलकर भूल जाता है कि वह शुद्ध और अनंतस्वरूप है। पुरुष को अस्तित्ववान नहीं कहा जा सकता, क्योंकि वह स्वयं अस्तित्वस्वरूप है। आत्मा को ज्ञानवान नहीं कहा जा सकता, क्योंकि आत्मा स्वयं ज्ञानस्वरूप है। वह प्रेम नहीं करता, वह स्वयं प्रेमस्वरूप है। आत्मा को अस्तित्ववान, ज्ञानवान अथवा प्रेममय कहना सर्वथा भूल है। प्रेम, ज्ञान और अस्तित्व पुरुष के गुण नहीं, वे तो उसका स्वरूप है। जब वे किसी वस्तु में प्रतिबिंबित होते हैं, तब चाहो तो उन्हें उस वस्तु के गुण कह सकते हो। वे पुरुष के गुण नहीं हैं। वे तो उस महान् आत्मा, उस अनंत पुरुष का स्वरूप है, जिसका न जन्म है, न मृत्यु और जो अपनी महिमा में विराजमान है। पुरुष यहाँ तक स्वरूप भ्रष्ट हो गया है कि यदि तुम उसके पास जाकर कहो कि तुम शूकर नहीं हो, तो वह चिल्लाने लगता है और काटने दौड़ता है।

इस माया के बीच, इस स्वप्नमय जगत् के बीच हमारी भी ठीक वही दशा हो गई है। यहाँ केवल रोना, केवल दुःख केवल हाहाकार! अजीब तमाशा है यहाँ का। यहाँ सोने के कुछ गोले लुढ़का दिए जाते हैं। बस सारा संसार उनके लिए पागलों के समान दौड़ पड़ता है। तुम कभी भी किसी नियम से बद्ध नहीं थे। प्रकृति का बंधन तुम पर किसी काल में नहीं था। योगी तुम्हें यही शिक्षा देते हैं, धैर्यपूर्वक इसको सीखो। योगी यह दिखा देते हैं कि पुरुष किस प्रकार इस प्रकृति के साथ अपने को मिलाकर, अपने को मन और जगत्

के साथ एकरूप करके अपने आप को दुःखी समझने लगता है।

योगी यह भी कहते हैं कि अनुभव के माध्यम से ही इस दुःखमय संसार से छुटकारा पाने का उपाय मिलता है। यह सब अनुभव प्राप्त तो करना ही होगा। अतएव जितनी जल्दी वह कर लिया जाए, उतना ही शुभ है। हमने अपने आपको इस जाल में फँसा लिया है। हमें इसके बाहर आना होगा। हम स्वयं इस फंदे में फँस गए हैं और अब अपने ही प्रयत्न से उससे मुक्ति प्राप्त करनी पड़ेगी। अतएव पति-पत्नी-संबंधी, मित्र-संबंधी तथा और भी जो छोटी-छोटी प्रेम की आकांक्षाएँ हैं, सभी का अनुभव पा लो। यदि अपना स्वरूप तुम्हें सदा याद रहे, तो तुम शीघ्र ही निर्विघ्न इसके पार हो जाओगे। यह कभी न भूलना कि यह अवस्था बिल्कुल अल्प समय के लिए है और हमें इसके भीतर से बाध्य होकर जाना पड़ रहा है। भोग-सुख-दुःख का यह अनुभव ही हमारा एकमात्र महान् शिक्षक है। स्मरण रहे, ये सब केवल अनुभव हैं। वे क्रमशः हमें एक ऐसी अवस्था में ले जाते हैं, जहाँ संसार की समस्त वस्तुएँ बिल्कुल तुच्छ हो जाती हैं। तब पुरुष विश्वव्यापी विराट् के रूप में प्रकाशित हो जाता है और तब यह सारा विश्व सिंधु में एक बिंदु सा प्रतीत होने लगता है और अपनी ही क्षुद्रता के कारण (इस शून्यता के कारण) न जाने कहाँ विलीन हो जाता है ? सुख-दुःख का भोग तो हमें करना ही पड़ेगा, लेकिन स्मरण रहे कि हम अपना चरम लक्ष्य कभी न भूलें।

विशेषाविशेषलिङ्गमात्रालिङ्गानि गुणपर्वाणि ॥ 2.19 ॥

विशेष (16), अविशेष (पंचतन्मात्राएँ एवं अहंकार-6), लिंगमात्र (महत्तत्त्व-1) और अलिंग (मूलप्रकृति-1)—ये चार उक्त गुणों के भेद या अवस्थाएँ हैं। चारों मिलाकर कुल 24 तत्त्व)।

व्याख्या : यह पहले कहा जा चुका है कि योगशास्त्र सांख्यदर्शन पर आधारित है। यहाँ पर फिर से सांख्यदर्शन के ब्रह्मांड विज्ञान का स्मरण कर लेना आवश्यक है। सांख्य के अनुसार, प्रकृति ही जगत् का निमित्त और उपादान कारण है। यह प्रकृति तीन प्रकार के उपादानों से निर्मित है-सत्त्व, रज और तम। तम पदार्थ केवल अंधकारस्वरूप है। जो कुछ अज्ञानात्मक और जड़

या भारी है, सब तमोमय है। रज क्रियाशक्ति है। सत्त्व स्थिर एवं प्रकाशस्वभाव है। सृष्टि के पूर्व प्रकृति जिस अवस्था में रहती है, उसे अव्यक्त, विशेषण या अविभक्त कहते हैं। इसका तात्पर्य यह कि इस अवस्था में नाम-रूप का कोई भेद नहीं रहता। इस अवस्था में ये तीनों पदार्थ पूर्ण साम्यभाव से रहते हैं। उसके बाद जब यह साम्यावस्था नष्ट होकर वैषम्यावस्था आती है, तब ये तीनों उपादान अलग-अलग रूप से परस्पर मिश्रित होते रहते हैं और उसका फल है यह जगत्। प्रत्येक मनुष्य में भी ये तीन उपादान विद्यमान हैं। जब सत्त्व प्रबल होता है, तब ज्ञान का उदय होता है। रज प्रबल होने पर क्रिया की वृद्धि होती है और तम प्रबल होने पर अंधकार, आलस्य और अज्ञान आते हैं। सांख्य के अनुसार, त्रिगुणमयी प्रकृति का सर्वोच्च प्रकाश है बुद्धितत्त्व। उसे सर्वव्यापी या सार्वजनीन बुद्धितत्त्व कहते हैं, जिसका प्रत्येक मानवबुद्धि एक अंश मात्र है। सांख्य मनोविज्ञान के अनुसार, मन और बुद्धि में विशेष भेद है। मन का काम है, केवल विषय के आघात से उत्पन्न संवेदनाओं को भीतर ले जाकर एकत्र करना और उन्हें बुद्धि अर्थात् व्यष्टि या व्यक्तिगत महत् के पास पहुँचा देना। बुद्धि उन सब विषयों का निश्चय करती है। महत् से अहंतत्त्व और अहंतत्त्व से सूक्ष्म भूतों की उत्पत्ति होती है। ये सूक्ष्म भूत परस्पर मिलकर इन बाहरी स्थूल भूतों में परिणत होते हैं। उसी से इस स्थूल जगत् की उत्पत्ति होती है। सांख्यदर्शन का मत है कि बुद्धि से लेकर पत्थर के एक टुकड़े तक सभी एक ही पदार्थ से उत्पन्न हुए हैं। उनमें जो भेद है, वह केवल उनकी सूक्ष्मता और स्थूलता में ही है। सूक्ष्म कारण है और स्थूल कार्य। सांख्यदर्शन के अनुसार, पुरुष समग्र प्रकृति के परे है। वह जड़ नहीं है। वह सर्वथा अलग है। उसका स्वभाव संपूर्णतः भिन्न है। इससे वह यह सिद्धांत स्थित करते हैं कि पुरुष को अवश्य मृत्युरहित, अजर और अमर होना चाहिए। वह किसी प्रकार के संघात का परिणाम नहीं है। जो किसी प्रकार संघात का परिणाम नहीं है, उसका कभी नाश भी नहीं हो सकता। ये पुरुष या आत्मा असंख्य हैं।

अब हम इस सूत्र का तात्पर्य कि गुणों की विशेष, अविशेष, केवल

चिह्नमात्र और चिह्नशून्य—ये चार अवस्थाएँ हैं, समझ सकेंगे। 'विशेष' शब्द स्थूल भूतों को लक्ष्य करता है, जिनकी हम इंद्रियों से उपलब्धि कर सकते हैं। 'अविशेष' का अर्थ है, सूक्ष्म भूत या तन्मात्रा। इन तन्मात्राओं की उपलब्धि साधारण मनुष्य नहीं कर सकते। पतंजलि कहते हैं, "यदि तुम योग का अभ्यास करो, तो कुछ दिनों बाद तुम्हारी अनुभव-शक्ति इतनी सूक्ष्म हो जाएगी कि तुम सममुच तन्मात्राओं को भी देख सकोगे।" तुम लोगों ने सुना होगा कि हर एक मनुष्य की अपनी एक प्रकार की ज्योति होती है। प्रत्येक प्राणी से एक प्रकार का प्रकाश बाहर निकलता रहता है। योगी ही उसे देखने में समर्थ होते हैं। हममें से सभी उसे नहीं देख पाते। फिर भी जिस प्रकार फूल से सदैव फूल का सूक्ष्मातिसूक्ष्म परमाणुस्वरूप तन्मात्राएँ बाहर निकलती रहती हैं, जिनके द्वारा हम उसकी गंध ले सकते हैं, उसी प्रकार हमारे शरीर से शुभ या अशुभ किसी-न-किसी प्रकार की शक्तिराशि बाहर निकलती रहती है। अतएव हम जहाँ भी जाएँगे, वहीं वातावरण इन तन्मात्राओं से पूर्ण रहेगा। इसका असल रहस्य न जानते हुए भी, इसी से मनुष्य के मन में अनजाने ही मंदिर, गिरजा आदि बनाने का भाव आया। भगवान् को भजने के लिए मंदिर बनाने की क्या आवश्यकता थी? क्यों, कहीं भी तो ईश्वर की उपासना की जा सकती थी। फिर ये सब मंदिर आदि क्यों? इसका कारण यह है कि स्वयं इस रहस्य को न जानने पर भी मनुष्य के मन में स्वाभाविक रूप से ऐसा उठा था कि जहाँ पर लोग ईश्वर की उपासना करते हैं, वह स्थान पवित्र तन्मात्राओं से परिपूर्ण हो जाता है। लोग प्रतिदिन वहाँ जाया करते हैं। मनुष्य जितना ही वहाँ आते-जाते हैं, उतना ही वे पवित्र होते जाते हैं, साथ ही वे स्थान की अधिकाधिक पवित्र होते जाते हैं। यदि किसी मनुष्य के मन में उतना सत्त्वगुण नहीं है और यदि वह भी वहाँ जाए, तो वह स्थान उस पर भी अपना असर डालेगा और उसके अंदर सत्त्वगुण का उद्रेक कर देगा।

अब हम समझ सकेंगे कि मंदिर और तीर्थ आदि इतने पवित्र क्यों माने जाते हैं? यह सदैव स्मरण रखना चाहिए कि साधु व्यक्तियों के समागम के ऊपर ही उस स्थान की पवित्रता निर्भर रहती है। सारी गड़बड़ी तो यही है कि

मनुष्य उसका मूल उद्देश्य भूल जाता है और भूलकर गाड़ी को बैल के आगे जोतना चाहता है। पहले मनुष्य ही उस स्थान को पवित्र बताते हैं। उसके बाद उस स्थान की पवित्रता स्वयं कारण बन जाती है और मनुष्यों को पवित्र बनाती रहती है। यदि उस स्थान में सदा असाधु व्यक्तियों का आवागमन रहे, तो वह स्थान अन्य स्थानों के समान ही अपवित्र बन जाएगा। इमारत के गुण से नहीं, वरन् मनुष्य के गुण से ही मंदिर पवित्र माना जाता है, इसी को हम सदा भूल जाते हैं। इसीलिए अधिक सत्त्वगुण संपन्न साधु-संत चारों ओर यह सत्त्वगुण बिखेरते हुए अपने परिवेश पर रात-दिन प्रबल प्रभाव डाल सकते हैं। मनुष्य यहाँ तक पवित्र हो सकता है कि उसकी वह पवित्रता मानो बिल्कुल मूर्त हो जाती है और जो कोई व्यक्ति उस साधु पुरुष के संस्पर्श में आता है, वही पवित्र हो जाता है। अब देखें, चिह्नमात्र का अर्थ क्या है ? चिह्नमात्र कहने से बुद्धि (महत्त्व) का बोध होता है, वह प्रकृति की पहली अभिव्यक्ति है। उसी से दूसरी सब वस्तुएँ अभिव्यक्त हुई हैं। गुणों की अंतिम अवस्था का नाम है 'अलिंग' या चिह्नशून्य। यहीं पर आधुनिक विज्ञान और समस्त धर्मों में एक भारी अंतर देखा जाता है। प्रत्येक धर्म में यह एक साधारण सत्य देखने में आता है कि यह जगत् चैतन्यशक्ति से उत्पन्न हुआ है। ईश्वर हमारे समान कोई व्यक्तिविशेष है या नहीं, यह विचार छोड़कर केवल मनोविज्ञान की दृष्टि से ईश्वरवाद का तात्पर्य यह है कि चैतन्य ही सृष्टि की आदि वस्तु है। उसी से स्थूल भूत का प्रकाश हुआ है। आधुनिक दार्शनिकगण कहते हैं कि चैतन्य सृष्टि की आखिरी वस्तु है, अर्थात् उनका मत यह है कि अचेतन जड़ वस्तुएँ धीरे-धीरे प्राणी के रूप में परिणत हुई हैं। यह प्रणाली क्रमशः उन्नत होते-होते हम मनुष्य रूप धारण करते हैं। यह बात नहीं है कि जगत् की सब वस्तुएँ चैतन्य से प्रसूत हुई हैं, वरन् चैतन्य की सृष्टि की आखिरी वस्तु है। यद्यपि धर्म एवं विज्ञान के सिद्धांत इस प्रकार आपस में ऊपर से विरुद्ध प्रतीत होते हैं, तथापि इन दोनों सिद्धांतों को ही सत्य कहा जा सकता है।

एक अनंत श्रृंखला या श्रेणी लो, जैसे—क-ख-ग-क-ख-क-ख आदि। अब प्रश्न यह है कि इसमें 'क' पहले है या 'ख' ? यदि तुम इस श्रृंखला को

क-ख क्रम से लो, तो 'क' को प्रथम कहना पड़ेगा। यदि तुम उसे ख-क से शुरू करो, तो 'ख' को आदि मानना होगा। अतः हम उसे जिस दृष्टि से देखेंगे, वह उसी प्रकार प्रतीत होगा। चैतन्य अनुलोम परिणाम को प्राप्त होकर स्थूल भूत का आकार धारण करता है। स्थूल भूत फिर विलोम परिणाम से चैतन्यस्वरूप में परिणत होता है और इस प्रकार क्रम चलता रहता है। सांख्य और अन्य सब धर्मों के आचार्यगण भी चैतन्य को ही प्रथम स्थान देते हैं। उससे वह श्रृंखला इस प्रकार का रूप धारण करती है कि पहले चैतन्य पीछे भूत। वैज्ञानिक भूत को पहले लेकर कहते हैं कि पहले भूत और पीछे चैतन्य। ये दोनों ही उसी एक श्रृंखला की बात कहते हैं। भारतीय दर्शन इस चैतन्य और भूत, दोनों के परे जाकर उस पुरुष या आत्मा का साक्षात्कार करता है, जो ज्ञान के भी अतीत है। यह ज्ञान तो मानो उस ज्ञानस्वरूप आत्मा के उधार लिए हुए आलोक के समान है।

द्रष्टा दृशिमात्रः शुद्धोऽपि प्रत्ययानुपश्यः ॥ 2.20 ॥

चेतनमात्र (ज्ञानस्वरूप आत्मा), दृष्टा, स्वभाव से शुद्ध होने पर भी महत्त्व या बुद्धि के संबंध से, बुद्धि की वृत्ति के अनुरूप देखनेवाला होता है।

व्याख्या : यहाँ पर भी सांख्यदर्शन की बात कही जा रही है। हमने पहले देखा है कि सांख्यदर्शन का यह मत है कि अत्यंत क्षुद्र पदार्थ से लेकर बुद्धि तक सभी प्रकृति के अंतर्गत हैं, किंतु पुरुष (आत्माएँ) इस प्रकृति के बाहर हैं। इन पुरुषों के कोई गुण नहीं हैं, तब फिर आत्मा क्योंकर सुखी या दुःखी होती है? केवल स्फटिक के एक टुकड़े के पास एक लाल फूल रखने पर वह स्फटिक लाल दिखाई देता है। उसी प्रकार हम जो सुख या दुःख अनुभव कर रहे हैं, वह वास्तव में प्रतिबिंब मात्र है। वस्तुतः आत्मा में यह सबकुछ भी नहीं है। आत्मा प्रकृति से संपूर्णतः पृथक् वस्तु है। प्रकृति एक वस्तु है और आत्मा दूसरी—संपूर्ण पृथक् और सर्वदा पृथक्। सांख्य कहता है कि ज्ञान एक यौगिक पदार्थ है। उसका ह्रास और वृद्धि, दोनों हैं। वह परिवर्तनशील है, शरीर के समान उसमें भी परिणाम होता है, शरीर के जो सब धर्म हैं, उसके भी प्रायः वैसे ही धर्म हैं। नख का शरीर के साथ जैसा संबंध है, वैसा ही देह

का ज्ञान के साथ। नख शरीर का एक अंगविशेष है, उसे सैकड़ों बार काट डालने पर भी शरीर बचा रहेगा। ठीक इसी प्रकार, यह शरीर सैकड़ों बार नष्ट होने पर भी ज्ञान युग-युगांतर तक बचा रहेगा। तो भी यह ज्ञान कभी अविनाशी नहीं हो सकता, क्योंकि वह परिवर्तनशील है, उसका ह्रास और वृद्धि, दोनों हैं। जो परिवर्तनशील है, वह कभी अविनाशी नहीं हो सकता। यह ज्ञान एक सृष्ट पदार्थ है। इसी ने यह स्पष्ट है कि इसके परे, इससे श्रेष्ठ एक दूसरा पदार्थ अवश्य है। सृष्ट पदार्थ कभी मुक्त नहीं हो सकता। भूत के साथ संश्लिष्ट प्रत्येक वस्तु प्रकृति के अंतर्गत है, इसीलिए वह चिरकाल के लिए बद्ध है। तो फिर यथार्थ में मुक्त है कौन? जो कार्य-कारण-संबंध के अतीत है, वही वास्तव में मुक्त है।

यदि तुम कहो कि मुक्ति की यह धारणा भ्रमात्मक है, तो मैं कहूँगा कि यह बद्धभाव भी भ्रमात्मक है। हमारे ज्ञान में ये दोनों ही भाव सदैव वर्तमान हैं। वे आपस में एक-दूसरे के आश्रित हैं। एक के न रहने से दूसरा भी नहीं रह सकता। उनमें से एक भाव यह है कि हम बद्ध हैं। मान लो, हमारी इच्छा हुई कि हम दीवार के बीच से होकर चले जाएँ। हम चेष्टा करते हैं और हमारा सिर दीवार से टकरा जाता है। तब हम देख पाते हैं कि हम उस दीवार द्वारा सीमाबद्ध हैं। साथ ही, हम अपनी इच्छाशक्ति को भी देखते हैं और सोचते हैं कि इस इच्छाशक्ति को हम जहाँ चाहे, लगा सकते हैं। पग-पग पर हम अनुभव करते हैं कि ये दो विरोधी भाव हमारे सामने आ रहे हैं। हमें विश्वास करना पड़ता है कि हम मुक्त हैं। इधर प्रतिक्षण हम यह भी देखते हैं कि हम मुक्त नहीं हैं। इन दोनों में यदि एक भाव भ्रमात्मक हो, तो दूसरा भी भ्रमात्मक होगा। यदि एक सत्य हो, तो दूसरा भी सत्य होगा, क्योंकि दोनों ही अनुभव-स्वरूप एक ही नींव पर स्थापित हैं। योगी कहते हैं कि ये दोनों भाव सत्य हैं। बुद्धि तक लेने से हम सचमुच बद्ध हैं, लेकिन आत्मा की दृष्टि से हम मुक्त हैं। मनुष्य का यथार्थ स्वरूप (आत्मा या पुरुष) कार्य-कारणवाद के परे है। आत्मा का यह मुक्त स्वभाव ही भूत के विभिन्न स्तरों में (बुद्धि मन आदि नाना रूपों में) प्रकाशित हो रहा है। वह इसी की ज्योति है, जो सभी के

माध्यम से प्रकाशित हो रही है। बुद्धि का अपना कोई चैतन्य नहीं है। प्रत्येक इंद्रिय का मस्तिष्क में एक-एक केंद्र है। समस्त इंद्रियों का एक ही केंद्र नहीं है, वरन् प्रत्येक का केंद्र अलग-अलग है। तो फिर हमारी ये अनुभूतियाँ कहाँ जाकर एकत्व को प्राप्त होती हैं? यदि मस्तिष्क में वे एकत्व को प्राप्त होतीं, तो आँख, कान, नाक—सभी का एक ही केंद्र रहता। हम निश्चित रूप से जानते हैं कि वैसा नहीं है। प्रत्येक के लिए अलग-अलग केंद्र है। फिर भी मनुष्य एक ही समय में देख और सुन सकता है। इसी से प्रतीत होता है कि इस बुद्धि के पीछे अवश्य एक एकत्व होना चाहिए। बुद्धि सदैव मस्तिष्क के साथ संबद्ध है, किंतु इस बुद्धि के भी पीछे इकाई स्वरूप पुरुष विद्यमान है, जहाँ विविध संवेदनाएँ और अनुभूतियाँ संयुक्त होकर एकीभाव को प्राप्त होती हैं। आत्मा ही वह केंद्र है, जहाँ समस्त भिन्न-भिन्न इंद्रिय-अनुभूतियाँ जाकर एकीभूत होती हैं। यह आत्मा मुक्त स्वभाव है और उसका यह मुक्त स्वभाव ही तुम्हें प्रति क्षण कह रहा है कि तुम मुक्त हो। भ्रम में पड़कर तुम उस मुक्त स्वभाव को प्रति क्षण बुद्धि पर आरोपित करते हो और दूसरे ही क्षण देखते हो कि बुद्धि मुक्त स्वभाव नहीं है। तुम फिर उस मुक्त स्वभाव को देह पर आरोपित करते हो और प्रकृति तुम्हें तुरंत बता देती है कि तुम फिर से भूल रहे हो, मुक्ति देह का धर्म नहीं है। इसीलिए हमारी मुक्ति और बंधन, ये दोनों अनुभूतियाँ एक ही समय देखने में आती हैं।

योगी मुक्ति और बंधन, दोनों का विचार करते हैं और उनका अज्ञानांधकार दूर हो जाता है। वे जान लेते हैं कि पुरुष मुक्त स्वभाव है, ज्ञानधन है। वह बुद्धिरूप उपाधि के भीतर से इस शांत ज्ञान के रूप में प्रकाशित हो रहा है। बस, इसी दृष्टि से वह बद्ध है।

तदर्थ एव दृश्यस्यात्मा ॥ 2.21 ॥

दृश्य का आत्मा स्वरूप उस दृष्टा के लिए ही होता है।

व्याख्या : प्रकृति का अपना कोई प्रकाश नहीं है। जब तक पुरुष उसके पास उपस्थित रहता है, तभी तक वह प्रकाशमय प्रतीत होती है, लेकिन यह प्रकाश उधार लिया हुआ है, जैसे चंद्रमा का प्रकाश प्रतिबिंबित है, सूर्य से

लिया गया है। योगियों के मतानुसार, सारा व्यक्त जगत् प्रकृति से उत्पन्न हुआ है, लेकिन प्रकृति का अपना कोई उद्देश्य नहीं है। केवल पुरुष को मुक्त करना ही उनका प्रयोजन है।

कृतार्थं प्रति नष्टम् अप्य्
अनष्टं तदन्यसाधारणत्वात्॥ 2.22॥

जिसका भोग और अपवर्ग (मोक्ष) रूप कार्य पूर्ण हो गया है, उस पुरुष के लिए नाश को प्राप्त हुई भी वह प्रकृति नष्ट नहीं होती, क्योंकि दूसरों के लिए भी वह समान है।

व्याख्या : यह ज्ञात करा देना ही कि आत्मा प्रकृति से संपूर्ण स्वतंत्र है, प्रकृति का एकमात्र लक्ष्य है। जब आत्मा यह जान लेती है, तब प्रकृति उसे और किसी प्रकार प्रलोभित नहीं कर सकती। जो लोग मुक्त हो गए हैं, केवल उन्हीं के लिए यह सारी प्रकृति बिल्कुल उड़ जाती है। ऐसे करोड़ों लोग हमेशा ही रहेंगे, जिनके लिए प्रकृति कार्य करती रहेगी।

स्वस्वामिशक्तयोः स्वरूपोपलब्धिहेतुः संयोगः॥ 2.23॥

स्वशक्ति (प्रकृति) और स्वामिशक्ति (पुरुष), इन दोनों के स्वरूप की प्राप्ति का जो कारण है, वह संयोग कहा गया है।

व्याख्या : इस सूत्र के अनुसार, जब आत्मा प्रकृति के साथ संयुक्त होती है, तभी इस संयोग के कारण दोनों की क्रम से द्रष्टत्व और दृश्यत्व, इन दोनों शक्तियों का प्रकाश होता है। तभी यह सारा जगत्-प्रपंच विभिन्न रूपों में व्यक्त होता रहता है। अज्ञान ही इस संयोग का हेतु है। हम प्रतिदिन देखते हैं कि हमारे दुःख या सुख का कारण है—शरीर के साथ अपना संयोग कर लेना। यदि मुझे यह निश्चित रूप से ज्ञान रहता है कि मैं शरीर नहीं हूँ, तो मुझे ठंड, गरमी या और किसी बात का खयाल नहीं रहता। यह शरीर एक समवाय या संहति मात्र है। यह कहना भूल है कि मेरा शरीर अलग है, तुम्हारा शरीर अलग और सूर्य एक पृथक् पदार्थ है। यह सारा जगत् जड़ पदार्थ के एक महासमुद्र के समान है। उस महासमुद्र में तुम एक बिंदु हो, मैं एक दूसरा बिंदु हूँ और सूर्य एक तीसरा। हम जानते हैं कि यह भूत सदा ही

भिन्न-भिन्न रूप धारण कर रहा है। आज जो सूर्य का उपादान बना हुआ है, कल वही हमारे शरीर के उपादान के रूप में परिणत हो सकता है।

तस्य हेर्तु अविद्या ॥ 2.24 ॥

उस संयोग का हेतु या कारण अविद्या है।

व्याख्या : हमने अज्ञान के कारण अपने को एक निर्दिष्ट शरीर में आबद्ध करके अपने दुःख का रास्ता खोल रखा है। यह धारणा कि मैं 'शरीर हूँ', एक भ्रम मात्र है। यह भ्रम ही हमें सुखी या दुःखी करता है। अज्ञान से उत्पन्न इस भ्रम से ही हम शीत, ऊष्ण, सुख, दुःख आदि का अनुभव कर रहे हैं। हमारा कर्तव्य है, इस भ्रम के पार चले जाना। किस तरह इसे कार्य में परिणत करना होगा?

यह योगी दिखला देते हैं। यह प्रमाणित हो चुका है कि मन की एक विशेष अवस्था में देह-बोध बिल्कुल नहीं रह जाता। उस समय शरीर भले ही दग्ध होता रहे, लेकिन जब तक मन की वह अवस्था रहती है, तब तक मनुष्य किसी प्रकार के कष्ट का अनुभव नहीं करता। हो सकता है, मन की ऐसी उच्चावस्था अचानक एक क्षण के लिए आँधी के समान आए और दूसरे ही क्षण चली जाए, किंतु यदि हम इस अवस्था को योग द्वारा ठीक शास्त्रीय ढंग से प्राप्त करें, तो हम सदैव आत्मा को शरीर से पृथक् रख सकते हैं।

तदभावात् संयोगाभावो हानं तद्दृशेः कैवल्यम् ॥ 2.25 ॥

उस (अविद्या) के अभाव से संयोग का अभाव होता है। यही पुनर्जन्मादि भावी दुःखों का नाश है, वही चेतन आत्मा का कैवल्य (मोक्ष) है।

व्याख्या : योगशास्त्र के अनुसार, आत्मा अविद्या के कारण प्रकृति के साथ संयुक्त हो गई है। प्रकृति के पंजे से छुटकारा पाना ही हमारा उद्देश्य है। यही सारे धर्मों का एकमात्र लक्ष्य है। प्रत्येक जीव अव्यक्त ब्रह्म है। बाह्य एवं अंतःप्रकृति को वशीभूत करके अपने इस ब्रह्मभाव को व्यक्त करना ही जीवन का चरम लक्ष्य है। कर्म, उपासना, मनःसंयम अथवा ज्ञान, इनमें से एक, एक से अधिक या सभी उपायों का सहारा लेकर अपने ब्रह्मभाव को व्यक्त करो और मुक्त हो जाओ। बस, यही धर्म का सर्वस्व है। मत, अनुष्ठान-पद्धति,

शास्त्र, मंदिर अथवा अन्य बाह्य क्रिया-कलाप तो उसके गौण ब्योरे मात्र हैं। योगी मन:संयम द्वारा इस चरम लक्ष्य में पहुँचने का प्रयत्न करते हैं। जब तक हम प्रकृति के हाथ से अपना उद्धार नहीं कर लेते, तब तक हम गुलाम हैं। प्रकृति जैसा कहती है, हम उसी प्रकार चलने को लाचार होते हैं। योगी यह दावा करते हैं कि जो मन को वशीभूत कर सकते हैं, वे भूत को भी वशीभूत कर लेते हैं। अंत:प्रकृति बाह्य प्रकृति की अपेक्षा कहीं उच्चतर है और उस पर अधिकार जमाना, उस पर जय प्राप्त करना अत्यधिक कठिन है। इसीलिए जो अंत:प्रकृति को वशीभूत कर सकते हैं, सारा जगत् उनके वशीभूत हो जाता है। वह उनका दास हो जाता है। राजयोग प्रकृति को इस तरह वश में लाने का उपाय दिखला देता है। हमें बाह्य जगत् में इन सब शक्तियों को वश में लाना पड़ेगा। यह शरीर मन का एक बाह्य आवरण मात्र है। शरीर और मन, दो अलग-अलग वस्तुएँ नहीं हैं, वे तो सीप और उसके खोल के समान हैं। वे एक ही वस्तु की दो विभिन्न अवस्थाएँ हैं। सीप के भीतर का जंतु बाहर से नाना प्रकार के उपादान लेकर उस खोल को तैयार करता है। उसी प्रकार मन नामक यह आंतरिक सूक्ष्म शक्ति समूह भी बाहर से स्थूल भूत को लेकर उससे इस शरीर रूपी ऊपरी खोल को तैयार कर रहा है। अत: हम यदि अंतर्जगत् पर जयलाभ कर सकें, तो बाह्य जगत् को जीतना फिर बड़ा आसान हो जाएगा। फिर ये दो शक्तियाँ अलग-अलग नहीं हैं। ऐसी बात नहीं है कि कुछ शक्तियाँ भौतिक हैं और कुछ मानसिक। जैसे यह दृश्यमान भौतिक जगत् सूक्ष्म जगत् की स्थूल अभिव्यक्ति मात्र है, उसी प्रकार भौतिक शक्तियाँ भी सूक्ष्म शक्तियों की स्थूल अभिव्यक्ति मात्र हैं।

विवेकख्यातिं अविप्लवा हानोपाय: ॥ 2.26 ॥

अविद्रोही, निश्चल, विवेकज्ञान, उक्त विकारों के नाश के उपाय हैं।

व्याख्या : सारी साधना का यथार्थ लक्ष्य है यह—सदसद्विवेक। यह जानना कि पुरुष प्रकृति से भिन्न है। यह विशेष रूप से जानना कि पुरुष जड़ पदार्थ भी नहीं है और मन भी नहीं है, चूँकि वह प्रकृति भी नहीं है। इसलिए उसका किसी प्रकार का परिणाम असंभव है। केवल प्रकृति में ही

सर्वदा परिवर्तन हो रहा है, उसी का सदैव संश्लेषण-विश्लेषण हो रहा है। जब निरंतर अभ्यास द्वारा हम विवेक लाभ करेंगे, तब अज्ञान चला जाएगा और पुरुष अपने स्वरूप में अर्थात् सर्वज्ञ, सर्वशक्तिमान् और सर्वव्यापी रूप में प्रतिष्ठित हो जाएगा।

तस्य सप्तधा प्रान्तभूमिः प्रज्ञा ॥ 2.27 ॥

उस (विवेक-ज्ञान-प्राप्त) पुरुष की, प्रज्ञा (बुद्धि), सात प्रकार की स्थितियों, भूमियों (जिनमें चित्त रहता है), वाली होती है। ये हैं—1. ज्ञेयशून्य अवस्था, 2. हेयशून्य अवस्था, 3. प्राप्यप्राप्त अवस्था, 4. चिकीर्षाशून्य अवस्था 5. चित्त की कृतार्थता, 6. गुणलीनता, 7. आत्मस्थिति)।

व्याख्या : जब इस ज्ञान की प्राप्ति होती है, तब मानो वह एक के बाद एक करके सात स्तरों में आता है। जब उनमें से एक अवस्था आरंभ हो जाती है, तब हम निश्चित रूप से जान सकते हैं कि हमें अब ज्ञान की प्राप्ति हो रही है। पहली अवस्था आने पर ऐसा प्रतीत होने लगता है कि जो कुछ जानने का है, जान लिया। मन में तब और किसी प्रकार का असंतोष नहीं रह जाता। जब तक हमारी ज्ञान-पिपासा बनी रहती है, तब तक हम इधर-उधर ज्ञान की खोज में लगे रहते हैं। जहाँ से भी कुछ सत्य मिलने की संभावना रहती है, झट वहीं दौड़ जाते हैं। जब वहाँ उसकी प्राप्ति नहीं होती, तब मन अशांत हो जाता है। फिर अन्य दिशा में हम सत्य की खोज में भटकते फिरते हैं। जब तक हम यह अनुभव नहीं कर लेते कि समस्त ज्ञान हमारे अंदर है, जब तक यह दृढ़ धारणा नहीं हो जाती कि कोई भी हमें सत्य की प्राप्ति करने में सहायता नहीं पहुँचा सकता, हमें स्वयं ही अपने आप की सहायता करनी होगी, तब तक सारा सत्यान्वेषण ही वृथा है। जब हम विवेक का अभ्यास आरंभ करेंगे, तो हमारे सत्य के नजदीक आ जाने का पहला वह यह प्रकाशित होगा कि वह पूर्वोक्त असंतोष की अवस्था चली जाएगी। हमारी यह निश्चित धारणा हो जाएगी कि हमने सत्य को पा लिया है और यह सत्य के सिवा और कुछ नहीं हो सकता। तब हम यह जान लेते हैं कि सत्यस्वरूप सूर्य उदित हो रहा है, हमारी

अज्ञान-रजनी पर प्रभात की लाली छा रही है। तब हृदय में आशा भरकर, जब तक वह ध्येय प्राप्त नहीं हो जाता, तब तक हमें अवश्य अध्यवसायी होना होगा। दूसरी अवस्था में सारे दुःख ले जाएँगे। तब जगत् का बाहरी या भीतरी कोई भी विषय हमें दुःख नहीं पहुँचा सकेगा। तीसरी अवस्था में हमें पूर्ण ज्ञान की प्राप्ति हो जाएगी, अर्थात् हम सर्वज्ञ हो जाएँगे। चौथी अवस्था में विवेक की सहायता से सारे कर्तव्यों का अंत हो जाएगा। उसके बाद चित्त विमुक्ति की अवस्था आएगी। तब हम समझ सकेंगे कि हमारी सारी विघ्न-बाधाएँ चली गई हैं। जिस प्रकार किसी पर्वत के शिखर से एक पत्थर के टुकड़े को नीचे लुढ़का देने पर वह फिर ऊपर नहीं जा सकता, उसी प्रकार मन की चंचलता, मनःसंयम की असमर्थता आदि सभी गिर जाएँगे, अर्थात् नष्ट हो जाएँगे। छठी अवस्था में चित्त समझ लेगा कि इच्छा मात्र से ही वह अपने कारण में लीन होता जा रहा है। अंत में हम देखेंगे कि हम स्वस्वरूप में अवस्थित हैं और इतने दिन तक जगत् में एकमात्र हमीं अवस्थित थे। मन या शरीर से हमारा कोई संबंध नहीं था। उनके साथ हमारे युक्त होने की बात तो दूर ही रहे। वे अपना-अपना काम आप कर रहे थे और हमने अज्ञानवश अपने आपको उनसे युक्त कर रखा था। हम तो सदा से अकेले ही रहे हैं। इस संसार में केवल हमीं सर्वशक्तिमान्, सर्वव्यापी और सदानंदस्वरूप हैं। हमारी अपनी आत्मा इतनी पवित्र और पूर्ण है कि हमें और किसी की आवश्यकता नहीं थी। हमें सुखी करने के लिए और कुछ भी आवश्यक नहीं था, क्योंकि हम ही सुखस्वरूप हैं। हम देखेंगे कि यह ज्ञान और किसी के ऊपर निर्भर नहीं रहता। जगत् में ऐसा कुछ भी नहीं है, जो हमारे ज्ञानालोक से प्रकाशित न हो। यही योगी की अंतिम अवस्था है। तब योगी धीर और शांत हो जाते हैं। वे और कोई कष्ट अनुभव नहीं करते। वे फिर कभी अज्ञान-मोह से भ्रांत नहीं होते। दुःख उन्हें छू नहीं सकता। वे जान लेते हैं कि मैं नित्यानंदस्वरूप, नित्यपूर्णस्वरूप और सर्वशक्तिमान् हूँ।

योगाङ्गानुष्ठानाद् अशुद्धिक्षये
ज्ञानदीप्तिर् आ विवेकख्यातेः ॥ 2.28 ॥

योग के अंगों के अनुष्ठान से अशुद्धि का नाश होने पर ज्ञान, विवेक, ख्याति में स्थायित्व आ जाता है।

व्याख्या : अब साधना की बात कही जा रही है। अभी तक जो कुछ कहा गया, वह अपेक्षाकृत उच्चतर है। वह अभी हमसे बहुत दूर है, किंतु वही हमारा आदर्श है, हमारा एकमात्र लक्ष्य है। उस लक्ष्य स्थल पर पहुँचने के लिए पहले शरीर और मन को संयत करना आवश्यक है। तभी उस आदर्श में हमारी अनुभूति स्थाई हो सकेगी। हमारा लक्ष्य क्या है, यह हमने जान लिया है। अब उसे प्राप्त करने के लिए साधना आवश्यक है।

यमनियमासनप्राणायामप्रत्याहार-
धारणाध्यानसमाधयोऽष्टाव् अङ्गानि ॥ 2.29 ॥

यम, नियम, आसन, प्राणायाम, प्रत्याहार, धारणा, ध्यान और समाधि, ये आठ योग के अंग हैं।

अहिंसासत्यास्तेयब्रह्मचर्यापरिग्रहा यमाः ॥ 2.30 ॥

अहिंसा, सत्य, अस्तेय (अचौर्य या चोरी का अभाव), ब्रह्मचर्य और अपरिग्रह (संग्रह का अभाव), ये पाँच यम हैं।

व्याख्या : जो पूर्ण योगी होना चाहते हैं, उन्हें स्त्री-पुरुष भेद का भाव छोड़ देना पड़ेगा। आत्मा का कोई लिंग नहीं है। उसमें न स्त्री है, न पुरुष। तब क्यों वह स्त्री-पुरुष के भेदज्ञान द्वारा अपने आपको कलुषित करे? बाद में हम और भी अच्छी तरह समझ सकेंगे कि ये सब भाव हमें क्यों बिल्कुल छोड़ देने चाहिए। उपहार ग्रहण करनेवाले मनुष्य के मन पर दाता के मन का असर पड़ता है। इसलिए ग्रहण करनेवाले के भ्रष्ट हो जाने की संभावना रहती है। दूसरे के पास से कुछ ग्रहण करने से मन की स्वाधीनता चली जाती है और हम मोल लिए हुए गुलाम के समान दाता के अधीन हो जाते हैं। अतएव किसी प्रकार का उपहार ग्रहण करना भी उचित नहीं।

जातिदेशकालसमयानवच्छिन्नाः सार्वभौमा महाव्रतम् ॥ 2.31 ॥

उपरोक्त यम जाति, देश, काल और समय की सीमा से रहित सार्वभौम होने पर महाव्रत के स्वरूपवाले हैं।

व्याख्या : ये सब साधन अर्थात् अहिंसा, सत्य, अस्तेय, ब्रह्मचर्य और अपरिग्रह व्यक्ति के लिए बिना किसी जाति, देश या अवस्था के भेद से ग्रहणीय हैं।

शौचसंतोषतपःस्वाध्यायेश्वरप्रणिधानानि नियमाः ॥ 2.32 ॥

शौच, संतोष, तप, स्वाध्याय और ईश्वरप्रणिधान—ये पाँच नियम हैं।

व्याख्या : बाह्य शौच अर्थात् शरीर को पवित्र रखना। अपवित्र मनुष्य कभी योगी नहीं हो सकता। इस बाह्य शौच के साथ-साथ अंतःशौच भी आवश्यक है। समाधिपाद के तैंतीसवें सूत्र में जिन धर्मों (गुणों) की बात कही गई है, उनके पालन से अंतःशौच आता है। यह सत्य है कि बाह्यशौच से अंतःशौच अधिक उपकारी है, किंतु दोनों की ही आवश्यकता है और अंतःशौच के बिना केवल बाह्यशौच कोई फल उत्पन्न नहीं करता।

वितर्कबाधने प्रतिपक्षभावनम् ॥ 2.33 ॥

वितर्कों को हटाने में तथा समाधि के प्रतिपक्षी भाव को हटाने में यम नियम हैं।

व्याख्या : ऊपर जिन सब धर्मों (गुणों) की बात कही गई है, उनके अभ्यास का यही उपाय है। उदाहरणार्थ, जब मन में क्रोध की एक बड़ी तरंग आती है, तब उसे कैसे वश में लाया जाए? उसके विपरीत एक तरंग उठाकर उस समय प्रेम की बात मन में लाओ। कभी-कभी ऐसा होता है कि पत्नी अपने पति पर खूब गरम हो जाती है। उसी समय उसका बच्चा वहाँ आ जाता है और वह उसे गोद में उठाकर चूम लेती है। इससे उसके मन में बच्चे के प्रति प्रेमरूप तरंग उठने लगती है और वह पहले की तरंग को दबा देती है। प्रेम क्रोध के विपरीत है। इसी प्रकार जब मन में चोरी का भाव उठे, तो चोरी के विपरीत भाव का चिंतन करना चाहिए। जब दान ग्रहण करने की इच्छा पैदा हो, तो उसके विपरीत भाव का चिंतन करना चाहिए।

वितर्का हिंसादयः कृतकारितानुमोदिता
लोभक्रोधमोहपूर्वका
मृदुमध्याधिमात्रा दुःखाज्ञानानन्तफला
इति प्रतिपक्षभावनम् ॥ 2.34 ॥

यम एवं नियमों के विरोधी हिंसा आदि भाव वितर्क हैं। वे तीन प्रकार के होते हैं—कृत (स्वयं किए हुए), कारिता (दूसरों से करवाए हुए), अनुमोदित (दूसरों से अनुमोदित या स्वीकृत) जोकि लोभ, क्रोध एवं मोह के कारण होते हैं। इनमें भी कोई छोटा, मध्यम या बड़ा होता है। ये दुःख और अज्ञानरूप अनंत फल देनेवाले होते हैं। इस प्रकार (विचार या भावना करना ही) प्रतिपक्ष की भावना है।

व्याख्या : मैं स्वयं यदि कोई झूठ कहूँ, तो उससे जो पाप होता है, उतना ही पाप तब भी होता है, जब मैं दूसरे को झूठ कहने में लगाता हूँ अथवा दूसरे की किसी झूठ बात का अनुमोदन करता हूँ। वह झूठ भले ही जरा सा हो, फिर भी झूठ तो है ही। पर्वत की कंदरा में भी बैठकर यदि तुम कोई पाप-चिंतन करो, किसी के प्रति घृणा का भाव पोषण करो, तो वह भी संचित रहेगा और कालांतर में फिर से वह तुम्हारे पास किसी दुःख के रूप में आकर तुम पर प्रबल आघात करेगा। यदि तुम अपने हृदय से ईर्ष्या और घृणा का भाव चारों ओर बाहर भेजो, जो वह चक्रवृद्धि ब्याज सहित तुमने एक बार उस शक्ति को बाहर भेज दिया, तो फिर निश्चित जानो कि तुम्हें उसका प्रतिघात सहन करना ही होगा। यह स्मरण रहने पर तुम कुकर्मों से बचे रह सकोगे।

अहिंसाप्रतिष्ठायां तत्संनिधौ वैरत्यागः ॥ 2.35 ॥

अहिंसा की स्थिति दृढ़ होने पर उसके सान्निध्य में सभी प्राणी वैर का त्याग कर देते हैं।

व्याख्या : यदि कोई व्यक्ति अहिंसा की चरमावस्था को प्राप्त कर ले, तो उसके सामने जो प्राणी स्वभावतः ही हिंस्र हैं, वे भी शांतभाव धारण कर लेते हैं। उस योगी के सामने शेर और मेमना एक साथ खेलेंगे। इस अवस्था की प्राप्ति होने पर ही समझना कि तुम्हारा अहिंसाव्रत दृढ़प्रतिष्ठित हो गया है।

सत्यप्रतिष्ठायां क्रियाफलाश्रयत्वम् ॥ 2.36 ॥

सत्य की स्थिति दृढ़ होने पर योगी में क्रियाफल के आश्रय का भाव आ जाता है।

व्याख्या : जब सत्य की यह शक्ति तुममें प्रतिष्ठित हो जाएगी, तब

स्वप्न में भी तुम झूठ नहीं कहोगे। जब शरीर, मन और वचन से सत्य ही बाहर आएगा, तब तुम जो कुछ कहोगे, वही सत्य हो जाएगा। यदि तुम किसी से कहो, ''तुम कृतार्थ होओ।'' तो वह उसी क्षण कृतार्थ हो जाएगा। किसी पीड़ित मनुष्य से यदि कहो, ''रोगमुक्त हो जाओ।'' तो वह उसी समय स्वस्थ हो जाएगा।

अस्तेयप्रतिष्ठायां सर्वरत्नोपस्थानम्॥ 2.37॥

अस्तेय की स्थिति दृढ़ होने पर योगी में सब प्रकार के रत्न प्रकट हो जाते हैं।

व्याख्या : तुम जितना ही प्रकृति से दूर भागोगे, वह उतना ही तुम्हारा अनुसरण करेगी और यदि तुम उसकी जरा भी परवाह न करो, तो वह तुम्हारी दासी बनकर रहेगी।

ब्रह्मचर्यप्रतिष्ठायां वीर्यलाभः॥ 2.38॥

ब्रह्मचर्य की स्थिति दृढ़ होने पर सामर्थ्य का लाभ होता है।

व्याख्या : ब्रह्मचर्यवान् मनुष्य के मस्तिष्क में प्रबल शक्ति संचित रहती है। ब्रह्मचर्य के बिना और किसी भी उपाय से आध्यात्मिक शक्ति नहीं आ सकती। जितने महान् मस्तिष्कशाली पुरुष हो गए हैं, वे सभी ब्रह्मचर्यवान् थे। इसके द्वारा मनुष्यजाति पर आश्चर्यजनक क्षमता प्राप्त की जा सकती है। मानवसमाज के सभी आध्यात्मिक नेतागण ब्रह्मचर्यवान् थे। उन्हें सारी शक्ति इस ब्रह्मचर्य से ही प्राप्त हुई थी। अतएव योगी का ब्रह्मचर्यवान् होना अनिवार्य है।

अपरिग्रहस्थैर्ये जन्मकथंतासंबोधः॥ 2.39॥

अपरिग्रह की स्थित में स्थिरता आने पर पूर्वजन्मादि की कथाओं (बातों/ रहस्यों) का ज्ञान हो जाता है।

व्याख्या : जब योगी दूसरों के पास से कोई वस्तु स्वीकार नहीं करते, तब उन पर दूसरों का कोई असर नहीं पड़ता। वे किसी के द्वारा अनुगृहीत नहीं होते इसलिए वे स्वाधीन एवं मुक्त रहते हैं। उनका मन शुद्ध हो जाता है। दान स्वीकार करने से दाता के पाप भी लेने की संभावना रहती है। इस

परिग्रह को त्याग देने पर मन शुद्ध हो जाता है और इससे जो फल प्राप्त होते हैं, उनमें पूर्वजन्म की स्मृति का उदित होना प्रथम है। तभी वे योगी संपूर्ण रूप से अपने लक्ष्य में दृढ़ होकर रह सकते हैं। वे देख लेते हैं कि इतने दिन तक वे केवल आवागमन कर रहे थे। तब वे दृढ़ प्रतिज्ञा कर लेते हैं कि इस बार मैं अवश्य मुक्त होऊँगा। मैं अब और आवागमन नहीं करूँगा, प्रकृति का दास नहीं होऊँगा।

शौचात् स्वाङ्गजुगुप्सा परैं असंसर्गः ॥ 2.40 ॥

शौच के पालन से अपने अंगों से वैराग्य और दूसरे से संसर्ग न करने की भावना या इच्छा उत्पन्न होती है।

व्याख्या : जब यथार्थ बाह्य और आभ्यंतर, दोनों प्रकार के शौच सिद्ध हो जाते हैं, तब शरीर के प्रति उदासीनता आ जाती है। उसे कैसे अच्छा रखें, कैसे वह सुंदर दिखेगा, ये सब भाव बिल्कुल चले जाते हैं। सांसारिक लोग जिसे अत्यंत सुंदर मुख कहेंगे, उसमें यदि ज्ञान का कोई चिह्न हो, तो वही योगी के निकट पशु के मुख के समान प्रतीत होगा। संसार के मनुष्य जिस मुख में कोई विशेषता नहीं देखते, उसके पीछे यदि चैतन्य का प्रकाश हो, तो योगी उसे स्वर्गीय मुखश्री कहेंगे। यह देहतृष्णा मानव जीवन के लिए एक अभिशापस्वरूप है। अतः शौच प्रतिष्ठा का पहला लक्षण यह दिखेगा कि तुम शरीर के प्रति उदासीन हो जाओगे। तुम्हारे मन में विचार तक न उठेगा कि तुम्हारे शरीर है भी जब यह पवित्रता हममें आती है, तभी हम देहभाव के ऊपर उठ सकते हैं।

सत्त्वशुद्धिसौमनस्यैकाग्र्येन्द्रिय-
जयात्मदर्शनयोग्यत्वानि च ॥ 2.41 ॥

इसके अतिरिक्त सत्त्व की शुद्धि, मन में प्रसन्नता, चित्त की एकाग्रता, इंद्रिय जय और आत्मसाक्षात्कार की योग्यता—ये पाँच भी होते हैं।

व्याख्या : इस शौच के अभ्यास द्वारा सत्त्व पदार्थ का प्राबल्य होता है और मन एकाग्र एवं प्रफुल्लित हो जाता है। तुम धर्मपथ में अपने अग्रसर होने का प्रथम लक्षण यह देखोगे कि तुम दिन-पर-दिन बड़े प्रफुल्लित होते

जा रहे हो। यदि कोई व्यक्ति विषादयुक्त दिखे, तो वह अजीर्ण का फल भले ही हो, लेकिन धर्म का लक्षण नहीं हो सकता। सुख का भाव ही सत्त्व का स्वाभाविक धर्म है। सात्त्विक मनुष्य के लिए सभी सुखमय प्रतीत होते हैं। अतः जब तुममें यह आनंद का भाव आता रहे, तो समझना कि तुम योग में उन्नति कर रहे हो। सारे दुःख-कष्ट तमोगुण से उत्पन्न होते हैं। अतएव तुम्हें उससे बचकर रहना होगा, उसको दूर कर देना होगा। विषादपूर्ण होकर चेहरा उतारे रहना तमोगुण का एक लक्षण है। सबल, दृढ़, स्वस्थ, युवक और साहसी मनुष्य ही योगी बनने के योग्य हैं। योगी के लिए सभी सुखमय प्रतीत होते हैं। वे जिस किसी मनुष्य को देखते हैं, उसी से उनको आनंद होता है। यही धार्मिक मनुष्य का चिह्न है। पाप ही कष्ट का करण है। अन्य किसी कारण से कष्ट नहीं आता। उतरा हुआ चेहरा लेकर क्या होगा? कैसा भयानक दृश्य है वह? ऐसी सूरत लेकर बाहर मत जाना। किसी दिन ऐसा होने पर दरवाजा बंद करके समय बिता देना। संसार में इस बीमारी को संक्रमित करने का तुम्हें क्या अधिकार है? जब तुम्हारा मन संयत हो जाएगा, तब तुम पूरे शरीर को वश में रख सकोगे, तब फिर तुम इस यंत्र के दास नहीं बने रहोगे, यह देहयंत्र ही तुम्हारा दास होकर रहेगा। तब यह देहयंत्र आत्मा को खींचकर नीचे की ओर न ले जाकर उसकी मुक्ति में महान् सहायक हो जाएगा।

संतोषाद् अनुत्तमः सुखलाभः ॥ 2.42 ॥

संतोष से, जिससे बढ़कर कोई अन्य उत्तम न हो, ऐसा सुख-लाभ प्राप्त होता है।

कायेन्द्रियसिद्धि अशुद्धिक्षयात् तपसः ॥ 2.43 ॥

तप से, अशुद्धि के क्षय से शरीर और इंद्रियों की सिद्धि हो जाती है।

व्याख्या : तपस्या का फल कभी-कभी अचानक दूरदर्शन, दूरश्रवण इत्यादि रूप से प्रकाशित होता है।

स्वाध्यायाद् इष्टदेवतासंप्रयोगः ॥ 2.44 ॥

स्वाध्याय से इष्टदेवता की भलीभाँति प्राप्ति या साक्षात्कार होता है।

व्याख्या : जितने उच्च स्तर के जीव (देवता, ऋषि, सिद्ध) देखने की

इच्छा करोगे, उतना ही कठोर अभ्यास करना पड़ेगा।

समाधिसिद्धि ईश्वरप्रणिधानात्॥ 2.45॥

ईश्वर प्राणिधान से समाधि की सिद्धि हो जाती है।

स्थिरसुखम् आसनम्॥ 2.46॥

स्थिरपूर्वक तथा सुखयुक्त बैठने की स्थिति आसन है।

व्याख्या : अब आसन की बात कहीं जाएगी, जब तक तुम स्थिर भाव से बहुत समय तक बैठे रहने में समर्थ नहीं होते, तब तक प्राणायाम एवं अन्य साधनाओं में किसी प्रकार सफल नहीं हो सकोगे। आसन के स्थिर होने का तात्पर्य है—शरीर के अस्तित्व का बिल्कुल भान तक न होना।

साधारण : यह देखा जाता है कि ज्यों ही तुम चंद मिनट के लिए बैठते हो, त्यों ही शरीर में नाना प्रकार के विकार आने लगते हैं। जब तुम स्थूल देहभाव के परे चले जाओगे, तब तुम्हें शरीर का भान तक न रहेगा। फिर तुम सुख या दुःख कुछ भी अनुभव नहीं करोगे। जब फिर से तुम्हें शरीर का ज्ञान आएगा, जब तुम आसन से उठोगे, तो ऐसा लगेगा कि तुमने बहुत समय तक विश्राम किया है।

यदि शरीर को संपूर्ण विश्राम देना संभव हो, तो वह इसी प्रकार हो सकता है। जब तुम इस प्रकार शरीर को अपने अधीन करके उसे दृढ़ रख सकोगे, तब जानना कि तुम्हारी साधना भी दृढ़ हुई है। जब शारीरिक विघ्न-बाधाओं से विचलित हो जाओगे, तब तुम्हारे स्नायु चंचल रहेंगे और तुम किसी भी प्रकार मन को एकाग्र न कर सकोगे।

प्रयत्नशैथिल्यानन्तसमापत्तिभ्याम्॥ 2.47॥

उक्त आसन प्रयत्न की शिथिलता से तथा अनंत में मन लगाने से सिद्ध होता है।

व्याख्या : अनंत के चिंतन द्वारा आसन स्थिर सकता है। हम उस सर्वद्वंद्वातीत अनंत (ब्रह्म) के बारे में सरलता से चिंतन नहीं कर सकते, किंतु हम अनंत आकाश के बारे में सोच सकते हैं।

ततो द्वन्द्वानभिघातः॥ 2.48॥

तब (आसन के सिद्ध होने पर), द्वंद्व (शीतोष्ण आदि) का आघात नहीं लगता है।

व्याख्या : द्वंद्व का अर्थ है—शुभ-अशुभ, शीत-ऊष्ण, आलोक-अंधकार, सुख-दुःख आदि विपरीत धर्मवाले युग्म। ये सब फिर तुम्हें चंचल नहीं कर सकेंगे।

तस्मिन् सति श्‍वासप्रश्‍वासयो
गतिविच्छेदः प्राणायामः ॥ 2.49 ॥

उस आसन की सिद्धि होने के बाद, श्वास एवं प्रश्वास की गति का रुक जाना प्राणायाम है।

व्याख्या : जब यह आसन सिद्ध हो जाता है, तब इस श्वास-प्रश्वास की गति को संयत करके उस पर जय प्राप्त करनी पड़ेगी। अतः अब प्राणायाम का विषय आरंभ होता है। प्राणायाम क्या है ? शरीर स्थित जीवनीशक्ति को वश में लाना। यद्यपि 'प्राण' शब्द बहुधा श्वास के अर्थ में प्रयुक्त होता है, तो भी वास्तव में वह श्वास नहीं है।

प्राण का अर्थ है, जागतिक समस्त शक्तियों की समष्टि। यह वह शक्ति है, जो प्रत्येक देह में अवस्थित है और उसका ऊपरी प्रकाश है—फेफड़े की यह गति। प्राण जब श्वास को भीतर की ओर खींचता है, तभी यह गति शुरू होती है। प्राणायाम करने के समय हम उसी को संयत करने का प्रयत्न करते हैं। इस प्राण पर अधिकार प्राप्त करने के लिए हम पहले श्वास-प्रश्वास को संयत करना शुरू करते हैं, क्योंकि वही प्राणजय का सबसे सरल मार्ग है।

बाह्याभ्यन्तरस्तम्भवृर्त्ति देशकालसंख्याभिः
परिदृष्टो दीर्घसूक्ष्मः ॥ 2.50 ॥

(ये प्राणायाम) बाह्यवृत्ति, आभ्यंतरवृत्ति और स्तंभवृत्ति (ऐसे तीन प्रकार का होता) है तथा यह, देश, काल और संख्या द्वारा, भलीभाँति देखा हुआ लंबा और हल्का होता है।

व्याख्या : यह प्राणायाम तीन प्रकार की क्रियाओं में विभक्त है। पहली,

जब हम श्वास को अंदर खींचते हैं। दूसरी, जब हम उसे बाहर निकालते हैं। तीसरी, जब उसे फेफड़े के भीतर या उसके बाहर रोकते हैं। ये फिर देश, काल और संख्या के अनुसार भिन्न-भिन्न रूप धारण करते हैं।

देश का अर्थ है : प्राण को शरीर के किसी अंशविशेष में आबद्ध रखना।

समय का अर्थ है : प्राण को किस स्थान में कितने समय तक रखना होगा, इस बात का ज्ञान।

संख्या का अर्थ है : यह जान लेना कि कितनी बार ऐसा करना होगा? इसीलिए यहाँ पर, कितने समय तक और कितनी बार रेचक आदि करना होगा, इत्यादि प्राणायाम कहा जाता है। इस प्राणायाम का फल है, उद्घात अर्थात् कुंडलिनी का जागरण।

बाह्याभ्यन्तरविषयाक्षेपी चतुर्थः ॥ 2.51 ॥

बाह्य और आंतर के विषय का त्याग कर देने से अपने आप होनेवाला चौथा प्राणायाम है।

व्याख्या : यह चौथे प्रकार का प्राणायाम है। इसमें चिंतन के साथ दीर्घकाल तक अभ्यास करते रहने से कुंभक होता है। दूसरे प्राणायामों में चिंतन का संपर्क नहीं रहता।

ततः क्षीयते प्रकाशावरणम् ॥ 2.52 ॥

उस (प्राणायाम के अभ्यास करने से) प्रकाश (ज्ञान) का आवरण क्षीण हो जाता है।

व्याख्या : चित्त में स्वभावतः समस्त ज्ञान भरा है। वह सत्त्व पदार्थ द्वारा निर्मित है, लेकिन रज और तम पदार्थों से ढका हुआ है। प्राणायाम द्वारा चित्त का यह आवरण हट जाता है।

धारणासु च योग्यता मनसः ॥ 2.53 ॥

आवरण हटने से धारणाओं में मन की योग्यता भी हो जाती है।

व्याख्या : यह आवरण हट जाने पर हम मन को एकाग्र करने में समर्थ होते हैं।

स्वविषयासंप्रयोगे चित्तस्वरूपानुकार इवेन्द्रियाणां प्रत्याहारः ॥ 2.54 ॥

अपने विषयों के संबंध से रहित होने पर इंद्रियों का जो चित्त के स्वरूप के समान तदाकारता है, वह प्रत्याहार है।

व्याख्या : ये इंद्रियाँ मन की ही विभिन्न अवस्थाएँ मात्र हैं। मैं एक पुस्तक देखता हूँ। वास्तव में वह पुस्तक-आकृति बाहर नहीं है, वह तो मन में है। बाहर की कोई चीज उस आकृति को केवल जगा भर देती है, वास्तव में तो वह चित्त में ही है। इन इंद्रियों के सामने जो कुछ आता है, उसके साथ ये मिश्रित होकर उसी का आकार धारण कर लेती हैं।

यदि तुम चित्त को ये सब विभिन्न आकृतियाँ धारण करने से रोक सको, तभी तुम्हारा मन शांत होगा और इंद्रियाँ भी मन के अनुरूप हो जाएँगी। इसी को 'प्रत्याहार' कहते हैं।

ततः परमा वश्यतेन्द्रियाणाम् ॥ 2.55 ॥

उस (प्रत्याहार) से इंद्रियों की परमावश्यता हो जाती है।

व्याख्या : जब योगी इंद्रियों को इस प्रकार बाहरी वस्तु का आकार धारण करने से रोक सकते हैं और चित्त के साथ उन्हें एक करके रखने में सफल होते हैं, तभी इंद्रियों पर पूर्ण रूप से जय प्राप्त होती है। जब इंद्रियाँ पूरी तरह विजित हो जाती हैं, तब एक-एक स्नायु, एक-एक मांसपेशी तक हमारे वश में आ जाती है, क्योंकि इंद्रियाँ ही सब प्रकार की संवेदना और कार्य की केंद्र हैं। ये इंद्रियाँ ज्ञानेंद्रिय और कर्मेंद्रिय, इन दो भागों में विभक्त हैं। अतः जब इंद्रियाँ संयत होंगी, तब योगी सब प्रकार के भावों और कार्यों पर जय प्राप्त कर सकेंगे। सारा शरीर ही उनके अधीन हो जाएगा। ऐसी अवस्था प्राप्त होने पर ही मनुष्य देहधारण में आनंद अनुभव करने लगता है। तभी वह सचमुच कह सकता है, "मैं धन्य हूँ, जो मेरा जन्म हुआ।" जब इंद्रियों पर ऐसा अधिकार प्राप्त हो जाता है, तभी हम अनुभव कर सकते हैं कि यह शरीर भी सचमुच कैसी अद्भुत चीज है।

□

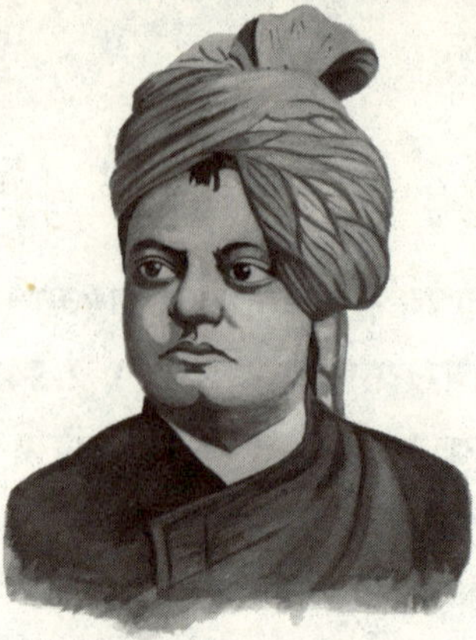

तीसरा अध्याय

विभूतिपाद

देशबन्धश् चित्तस्य धारणा ॥ 3.1 ॥

चित्त का किसी भी स्थान (बाह्य या शरीर के भीतर कहीं भी) में ठहरना—धारणा है।

व्याख्या : जब मन शरीर के भीतर या बाहर किसी वस्तु के साथ संलग्न होता है और कुछ समय तक उसी प्रकार रहता है, तो उसे 'धारणा' कहते हैं।

तत्र प्रत्ययैकतानता ध्यानम् ॥ 3.2 ॥

वहाँ, जहाँ धारणा में चित्त को ठहराया गया है, उसी के प्रति एकतानता ध्यान है।

व्याख्या : मान लो, मन किसी एक विषय को सोचने का प्रयत्न कर रहा है, किसी एक विशेष स्थान में (जैसे मस्तक के ऊपर अथवा हृदय आदि में) अपने को पकड़ रखने का प्रयत्न कर रहा है।

यदि मन शरीर के केवल उस अंश द्वारा संवेदनाओं को ग्रहण करने में समर्थ होता है, शरीर के दूसरे भागों द्वारा नहीं होता, तो उसका नाम धारणा है और जब वह अपने को कुछ समय तक उसी अवस्था में रखने में समर्थ होता है, तो उसका नाम है ध्यान।

तद् एवार्थमात्रनिर्भासं स्वरूपशून्यं इव समाधिः ॥ 3.3 ॥

ध्यान में जब केवल ध्येय मात्र की प्रतीति रहे और चित्त का निज स्वरूप शून्य हो जाए, तब वह ही समाधि है।

व्याख्या : जब ध्यान में वस्तु का रूप या बाहरी भाग परित्यक्त हो जाता है, तभी यह समाधि-अवस्था आती है। मान लो, मैं इस पुस्तक के बारे में ध्यान कर रहा हूँ और सोचो, मैं उसमें चित्तसंयम करने में सफल हो गया। तब केवल, बिना किसी रूप में प्रकाशित, अर्थ नामक आभ्यांतरिक संवेदनाएँ ही मेरे ज्ञान में आने लगती हैं। ध्यान की इस अवस्था को समाधि कहते हैं।

त्रयम् एकत्र संयमः ॥ 3.4 ॥

किसी भी ध्येय विषय में तीनों का होना संयम है।

व्याख्या : जब कोई व्यक्ति अपने मन को किसी निर्दिष्ट वस्तु की ओर ले जाकर उस वस्तु में कुछ समय तक के लिए धारण कर सकता है, फिर उसके अंतर्भाग को उसके बाहरी आकार से अलग करके बहुत समय तक रख सकता है, तभी समझना चाहिए कि संयम हुआ अर्थात् धारणा, ध्यान और समाधि, ये तीनों क्रमशः एक के बाद एक, किसी एक वस्तु के ऊपर होने पर एक संयम हुआ। तब उस वस्तु का बाहरी आकार न जाने कहाँ चला जाता है, मन में केवल इसका अर्थ मात्र उद्‌भासित होता रहता है।

तज्जयात् प्रज्ञालोकः ॥ 3.5 ॥

उसको जीत लेने पर बुद्धि का प्रकाश होता है।

व्याख्या : जब कोई मनुष्य इस संयम के साधन में सफल हो जाता है, तब सारी शक्तियाँ उसके हाथ में आ जाती हैं। यह संयम ही योगी के ज्ञानलाभ का प्रधान यंत्रस्वरूप है। ज्ञान के विषय अनंत हैं। वे स्थूल, स्थूलतर, स्थूलतम और सूक्ष्म, सूक्ष्मतर, सूक्ष्मतम आदि नाना विभागों में विभक्त हैं। इस संयम का प्रयोग पहले स्थूल वस्तु पर करना चाहिए और जब स्थूल का ज्ञान प्राप्त होने लगे, तब थोड़ा-थोड़ा करके सोपान करके क्रम से सूक्ष्मतर वस्तु पर उसका प्रयोग करना चाहिए।

तस्य भूमिषु विनियोगः ॥ 3.6 ॥

उस (संयम) का (क्रम से) भूमियों में विनियोग करना चाहिए।

व्याख्या : जल्दबाजी मत करना। यह सूत्र इस प्रकार हमें सावधान कर दे रहा है।

त्रयम् अन्तरङ्गं पूर्वेभ्यः ॥ 3.7 ॥

पहले कहे हुए की अपेक्षा ये तीनों (धारणा, ध्यान, समाधि) अंतरंग हैं।

व्याख्या : इनके पहले, यम, नियम, आसन, प्राणायाम और प्रत्याहार की बात कही गई है। वे धारणा, ध्यान और समाधि की अपेक्षा बहिरंग हैं। इन धारणा आदि अवस्थाओं को प्राप्त करने पर मनुष्य सर्वज्ञ और सर्वशक्तिमान् अवश्य हो सकता है, लेकिन सर्वज्ञता अथवा सर्वशक्तिमता को मुक्ति नहीं है। केवल इन तीन प्रकार के साधनों द्वारा मन निर्विकल्प अर्थात् परिणामशून्य नहीं हो सकता। इन त्रिविध साधनों का अभ्यास होने पर ही देहधारण का बीज रह जाता है। जब वह बीज, जैसा कि योगी कहते हैं, भून दिया जाता है, तभी उसकी पुनः वृक्ष उत्पन्न करने की शक्ति नष्ट हो जाती है। ये सिद्धियाँ उस बीज को कभी भून नहीं सकतीं।

तद् अपि बहिरङ्गं निर्बीजस्य ॥ 3.8 ॥

किंतु वे भी निर्बीज समाधि के बहिरंग साधन हैं।

व्याख्या : इसी कारण निर्बीज समाधि के साथ तुलना करने पर इनको भी बहिरंग करना पड़ेगा। संयम-लाभ होने पर ही हम वस्तुतः सर्वोच्च समाधि-अवस्था की प्राप्ति नहीं कर लेते, वरन् एक निम्नतर अवस्था में अवस्थित रहते हैं। उस अवस्था में यह परिदृश्यमान जगत् विद्यमान रहता है और सब सिद्धियाँ भी।

व्युत्थाननिरोधसंस्कारयों अभिभवप्रादुर्भावौ
निरोधक्षणचित्तान्वयो निरोधपरिणामः ॥ 3.9 ॥

व्याख्या : इसका तात्पर्य यह है कि समाधि की पहली अवस्था में मन की समस्त वृत्तियाँ निरुद्ध अवश्य होती हैं, किंतु संपूर्ण रूप से नहीं, क्योंकि वैसा होने पर तो किसी प्रकार की वृत्ति ही न रह जाती है। मान लो, मन में एक ऐसी वृत्ति उठी है, जो मन को इंद्रिय की ओर ले जा रही है और योगी उस वृत्ति को संयत करने का प्रयत्न कर रहे हैं। इस अवस्था में उस समय को भी एक वृत्ति कहना पड़ेगा। एक लहर मानो दूसरी लहर द्वारा रोकी गई है, अतः वह समस्त लहरों की निवृत्तिरूप समाधि नहीं है, क्योंकि वह संयम

भी एक लहर है। फिर भी, जिस अवस्था में मन में तरंग के बाद तरंग उठती रहती है, उसकी अपेक्षा यह निरंतर समाधि उस उच्चतर समाधि के अधिक समीपवर्ती है।

व्युत्थान अवस्था के संस्कारों का दब जाना तथा निरोध अवस्था के संस्कारों का उत्थान या प्रकट होना, यह निरोधकाल में चित्त का निरोध संस्कारानुगत होना या निरोधपरिणाम है।

तस्य प्रशांतवाहिता संस्कारात् ॥ 3.10 ॥

संस्कारबल से उस (चित्त) की प्रशांतवाही स्थिति होती है।

व्याख्या : प्रतिदिन नियमित रूप से अभ्यास करने पर यह मन के नियम-संयम का प्रवाह स्थिर हो जाता है और तब मन को सदैव एकाग्रशील रहने की क्षमता प्राप्त होती है।

सर्वार्थतैकाग्रतयोः क्षयोदयौ
चित्तस्य समाधिपरिणामः ॥ 3.11 ॥

सभी प्रकार के विषयों के चिंतन करने की वृत्ति का क्षय तथा एक ही के प्रति चिंतन की वृत्ति या एकाग्रता अवस्था का उदय होना, यह चित्त की समाधि अवस्था का परिणाम है।

व्याख्या : मन सर्वदा ही नाना प्रकार के विषय ग्रहण कर रहा है। सदैव सब प्रकार की वस्तुओं में जा रहा है। फिर मन की ऐसी भी एक उच्चतर अवस्था है, जब वह केवल एक ही वस्तु को ग्रहण करके अन्य सब वस्तुओं को छोड़ सकता है। इस एक वस्तु को ग्रहण करने का फल है—समाधि।

ततः पुनः शान्तोदितौ तुल्यप्रत्ययौ
चित्तस्यैकाग्रतापरिणामः ॥ 3.12 ॥

उसके बाद फिर से जब शांत होनेवाली और उदय होनेवाली, दोनों ही वृत्तियाँ एक सी हो जाती हैं, तब वह चित्त का एकाग्रता परिणाम होता है।

व्याख्या : मन एकाग्र हुआ है, यह कैसे जाना जाए? मन के एकाग्र हो जाने पर समय का कोई ज्ञान न रहेगा। जितना ही समय का ज्ञान जाने लगता है, हम उतने ही एकाग्र होते जाते हैं। हम अपने दैनिक जीवन में भी देखते

हैं कि जब हम कोई पुस्तक पढ़ने में तत्लीन रहते हैं, तब समय की ओर हमारा बिल्कुल ध्यान नहीं रहता। जब हम पढ़कर उठते हैं, तो अचरज करने लगते हैं कि इतना समय बीत गया? सारा समय मानो एकत्र होकर वर्तमान में एकीभूत हो गया है। इसीलिए कहा गया है कि अतीत, वर्तमान और भविष्य आकर जितना ही वशीभूत होते जाते हैं, मन उतना ही एकाग्र होता जाता है।

एतेन भूतेन्द्रियेषु धर्मलक्षणावस्थापरिणामा व्याख्याताः ॥ 3.13 ॥

उक्त वर्णित एकाग्रता अवस्था द्वारा पाँचों भूतों में और सब इंद्रियों में होनेवाले धर्म-परिणाम, लक्षण-परिणाम और अवस्था-परिणाम कहे जा चुके हैं।

व्याख्या : पीछे के तीन सूत्रों में चित्त के निरोध आदि परिणामों की जो बात कही गई है, उसके द्वारा भूतों और इंद्रियों के धर्म, लक्षण और अवस्था-रूप तीन प्रकार के परिणामों की भी व्याख्या कर दी गई। मन लगातार वृत्ति के रूप में परिणत हो रहा है। यह मन का धर्मरूप परिणाम है। वह अतीत, वर्तमान और भविष्य, इन तीन कालों के भीतर से होकर चल रहा है। यह मन का लक्षणरूप परिणाम है। कभी निरोध संस्कार प्रबल और व्युत्थान संस्कार दुर्बल हो जाता है, तो कभी ठीक इसका उल्टा होता है। यह मन का अवस्थारूप परिणाम है। मन के इन तीनों परिणामों के समान भूतों और इंद्रियों के भी त्रिविध परिणाम समझना चाहिए, जैसे सोने का पिंड जब अपना पिंडरूप धर्म छोड़कर कंगन और झुमके में परिणत हो जाता है, तब उसे धर्म-परिणाम कहते हैं। जब इसी घटना को हम काल की दृष्टि से देखते हैं, अर्थात् उसके वर्तमान, अतीत और भविष्य अवस्था रूप परिणामों को देखते हैं, तब उसे लक्षण-परिणाम कहते हैं। फिर उनके नवीनत्व, पुरातनत्व आदि अवस्थारूप परिणामों को अवस्था-परिणाम कहते हैं।

पहले के सूत्रों में जिन सब समाधियों की बात कही गई, उनका उद्देश्य यह है कि योगी मन के परिणामों पर इच्छापूर्वक क्षमता प्राप्त कर सकें। उससे पूर्वोक्त संयम शक्ति प्राप्त होती है।

शान्तोदिताव्यपदेश्यधर्मानुपाती धर्मी ॥ 3.14 ॥

अतीत, वर्तमान और आनेवाले धर्मों में जो अनुगत (व्याप्त) रहता है, वह धर्मी है।

व्याख्या : धर्मी उसे कहते हैं, जिस पर काल और संस्कार कार्य कर रहे हैं, जिसमें सतत परिणाम हो रहा है और जो हरदम व्यक्तभाव धारण कर रहा है।

क्रमान्यत्वं परिणामान्यत्वे हेतुः ॥ 3.15 ॥

परिणाम की भिन्नता में क्रम की भिन्नता कारण है।

परिणामत्रयसंयमाद् अतीतानागतज्ञानम् ॥ 3.16 ॥

उक्त तीनों प्रकार के परिणामों में संयम करने से अतीत (भूत) और अनागत (भविष्य) का ज्ञान हो जाता है।

व्याख्या : पहले संयम की जो परिभाषा दी गई है, हम उसे न भूलें। जब मन वस्तु के बाहरी भाग को छोड़कर उसके आभ्यांतरिक भावों के साथ अपने को एकरूप करने की उपयुक्त अवस्था में पहुँच जाता है, जब दीर्घ अभ्यास के द्वारा मन केवल उसी की धारणा करके क्षण भर में उस अवस्था में पहुँच जाने की शक्ति प्राप्त कर लेता है, तब उसे संयम कहते हैं। इस अवस्था को प्राप्त करके यदि योगी भूत और भविष्य जानने की इच्छा करें, तो उन्हें केवल संस्कार के परिणामों में संयम का प्रयोग करना होगा। कुछ संस्कार वर्तमान अवस्था में कार्य कर रहे हैं, कुछ का भोग समाप्त हो चुका है और कुछ अभी भी फल प्रदान करने के लिए संचित हैं। इन सभी में संयम का प्रयोग करके वे भूत और भविष्य सब जान लेते हैं।

शब्दार्थप्रत्ययानां इतरेतराध्यासात् संकरस्
तत्प्रविभागसंयमात् सर्वभूतरुतज्ञानम् ॥ 3.17 ॥

शब्द, अर्थ और ज्ञान—इन तीनों का, जो एक में दूसरे का अध्यास हो जाने के कारण मिश्रित होता है, उसके विभाग में संयम करने से संपूर्ण प्राणियों की वाणी का ज्ञान हो जाता है।

व्याख्या : शब्द से उस बाह्य विषय का बोध होता है, जो मन में किसी वृत्ति को जाग्रत कर देता है। अर्थ कहने से वह आंतरिक स्पंदन समझना

चाहिए, जो इंद्रिय-मार्ग के माध्यम से मस्तिष्क में पहुँचता है और बाह्य संवेदना को मन में पहुँचा देता है। ज्ञान कहने से मन की उस प्रतिक्रिया को समझना चाहिए, जिससे विषयानुभूति होती है। इन तीनों के मिश्रित होने से ही हमारे इंद्रियग्राह्य विषय उत्पन्न होते हैं। मान लो, मैंने एक शब्द सुना, पहले बाहर एक कंपन हुआ, तत्पश्चात् श्रवणेंद्रिय द्वारा मन में एक आंतरिक संवेदना पहुँचाई गई। उसके बाद मन ने प्रतिक्रिया की और मैं उस शब्द को जान सका। मैंने यह जो उस शब्द को जाना है, वह तीन पदार्थों का मिश्रण है—पहला कंपन, दूसरा संवेदना और तीसरा प्रतिक्रिया। साधारणतः ये तीन व्यापार पृथक् नहीं किए जा सकते, लेकिन अभ्यास द्वारा योगी उनको पृथक् कर सकते हैं। जब मनुष्य इनको अलग करने की शक्ति प्राप्त कर लेता है, जब वह फिर जिस किसी शब्द में संयम का प्रयोग करे, वह उसी क्षण उस अर्थ को समझ सकता है, जिसको प्रकाशित करने के लिए वह शब्द उच्चारित हुआ है, फिर वह शब्द चाहे मनुष्य द्वारा किया गया हो, चाहे अन्य किसी प्राणी द्वारा।

संस्कारसाक्षात्करणात् पूर्वजातिज्ञानम्॥ 3.18॥

संयम द्वारा संस्कारों का साक्षात्कार कर लेने से पूर्वजन्म का ज्ञान हो जाता है।

व्याख्या : हम जो कुछ अनुभव करते हैं, वह समस्त हमारे चित्त में तरंग के रूप में आया करता है। वह फिर चित्तरूपी सरोवर की तली में चला जाता है और क्रमशः सूक्ष्म-से-सूक्ष्मतर होता जाता है। वह बिल्कुल नष्ट नहीं हो जाता। वह वहाँ जाकर अत्यंत सूक्ष्मभाव से रहता है। यदि हम उस तरंग को फिर से ऊपर ला सकें, तो वही स्मृति कहलाती है। अतएव योगी यदि मन के इन सब पूर्वसंस्कारों में संयम कर सकें, तो वे पूर्वजन्म की बातें स्मरण करना आरंभ कर देंगे।

प्रत्ययस्य परचित्तज्ञानम्॥ 3.19॥

दूसरे के चित्त का, संयम द्वारा साक्षात्कार कर लेने से दूसरे के चित्त का ज्ञान हो जाता है।

व्याख्या : प्रत्येक व्यक्ति के शरीर में कुछ विशिष्ट चिह्न रहते हैं, जिनके द्वारा उसको दूसरे व्यक्तियों से पृथक् करके पहचाना जाता है। जब योगी किसी मनुष्य के इन विशेष चिह्नों में संयम करते हैं, तब वे उस मनुष्य के मन का स्वभाव जान लेते हैं।

न च तत् सालम्बनं तस्याविषयीभूतत्वात् ॥ 3.20 ॥

परंतु वह (ज्ञान) आलंबन सहित नहीं होता है, क्योंकि वैसा चित्त योगी के चित्त का विषय नहीं है।

व्याख्या : ऊपर के सूत्र में शरीर के चिह्नों में संयम को जो बात कही गई है, उसके द्वारा उस व्यक्ति के मन में उस समय क्या चल रहा है, यह नहीं जाना जा सकता। उसको जानने के लिए तो दो बार संयम करने की आवश्यकता होगी, पहले, शरीर के लक्षणों में और उसके बाद, मन में। तब योगी उस व्यक्ति के मन के समस्त भाव जान सकेंगे।

कायरूपसंयमात् तद्ग्राह्यशक्तिस्तम्भे
चक्षुःप्रकाशासंप्रयोगेऽन्तर्धानम् ॥ 3.21 ॥

शरीर के रूप में संयम कर लेने से, जब वह ग्राह्य शक्ति रोक ली गई हो तब, चक्षु के प्रकाश का उसके साथ संबंध न होने के कारण योगी अंतर्धान हो जाता है।

व्याख्या : मान लो, कोई योगी इस कमरे में खड़े हैं। वे दृष्टि से सबके सामने से अंतर्धान हो सकते हैं। वे वास्तव में अंतर्धान हो जाते हों, सो बात नहीं। हाँ, कोई उन्हें देख न सकेगा।

बस इतना ही। शरीर का रूप और शरीर, इन दोनों को मानो वे अलग-अलग कर डालते हैं। जब योगी ऐसी एकाग्रता-शक्ति प्राप्त कर लेते हैं कि वे वस्तु के रूप में और उस वस्तु को एक-दूसरे से अलग कर डालते हैं, तभी इस प्रकार की अंतर्धान-शक्ति उन्हें प्राप्त होती है। रूप और उस रूपवान् वस्तु के पार्थक्य में संयम का प्रयोग करने से उस रूप को अनुभव करने की शक्ति में मानो एक बाधा पड़ती है, क्योंकि रूप और उस रूप विशिष्ट वस्तु के परस्पर संयुक्त होने पर ही हमें उस वस्तु का ज्ञान होता है।

सोपक्रमं निरुपक्रमं च कर्म तत्संयमाद्
अपरांतज्ञानम् अरिष्टेभ्यो वा ॥ 3.22 ॥

उपक्रम सहित एवं उपक्रम से रहित, ऐसे दो प्रकार के कर्म-कर्म होते हैं। उनका संयम कर लेने से (योगी को) मृत्यु का ज्ञान हो जाता है अथवा अरिष्टों का भी आगामी कष्टों-विपदाओं का भी ज्ञान हो जाता है।

व्याख्या : जब योगी अपने कर्म में अर्थात् अपने मन के उन संस्कारों में, जिनका कार्य आरंभ नहीं हुआ है, संयम का प्रयोग करते हैं, तब वे उन संस्कारों द्वारा, जिनका कार्य अभी आरंभ नहीं हुआ है, यह ठीक जान लेते हैं कि उनकी मृत्यु कब होगी? किस समय, किस दिन, कितने बजे, यहाँ तक कि कितने मिनट पर उनकी मृत्यु होगी, यह सब उन्हें ज्ञात हो जाता है। हिंदू लोग मृत्यु की इस निकटता को जान लेना विशेष आवश्यक समझते हैं, क्योंकि 'गीता' में यह उपदेश है कि मृत्यु समय के विचार परवर्ती जीवन को निर्धारित करने के लिए विशेष समर्थ हैं।

मैत्र्यादिषु बलानि ॥ 3.23 ॥

मैत्री आदि की भावनाओं में संयम करने से बल मिलते हैं।

बलेषु हस्तिबलादीनि ॥ 3.24 ॥

बलों में भी (संयम करने से) हाथी आदि के बल के सदृश (संयम के अनुसार भिन्न-भिन्न प्रकार के) बल प्राप्त होते हैं।

व्याख्या : जब योगी यह संयम-शक्ति प्राप्त कर लेते हैं, तब यदि वे बल की इच्छा करें, हाथी के बल में संयम का प्रयोग करें, वे हाथी के समान बल प्राप्त कर लेते हैं। प्रत्येक मनुष्य में अनंत शक्ति निहित है। यदि वह उपाय जानता हो, तो वह उस शक्ति का इच्छानुसार व्यवहार कर सकता है। योगी ने उसे प्राप्त करने की विद्या खोज निकाली है।

प्रवृत्त्यालोकन्यासात् सूक्ष्मव्यवहितविप्रकृष्टज्ञानम् ॥ 3.25 ॥

ज्योतिष्मती प्रवृत्ति का प्रकाश डालने से सूक्ष्म व्यवधानयुक्त और दूर देश में स्थित वस्तुओं का ज्ञान हो जाता है।

व्याख्या : हृदय में जो महाज्योति है, उसमें संयम करने से योगी अत्यंत

दूरवर्ती वस्तु को भी देख सकते हैं। यदि कोई वस्तु पहाड़ के अंतराल में रहे, तो उसे भी वे देख लेते हैं और अत्यंत सूक्ष्म वस्तुओं का भी उन्हें ज्ञान हो जाता है।

भुवनज्ञानं सूर्ये संयमात् ॥ 3.26 ॥

सूर्य में संयम करने से समस्त लोकों का ज्ञान हो जाता है।

चन्द्रे ताराव्यूहज्ञानम् ॥ 3.27 ॥

चंद्रमा में संयम करने से सभी तारों के व्यूह का ज्ञान हो जाता है।

ध्रुवे तद्गतिज्ञानम् ॥ 3.28 ॥

ध्रुवतारे में संयम करने से उन ताराओं की गति का ज्ञान हो जाता है।

नाभिचक्रे कायव्यूहज्ञानम् ॥ 3.29 ॥

नाभिचक्र में संयम करने से काया या शरीर के व्यूह या स्थितियों का ज्ञान हो जाता है।

कण्ठकूपे क्षुत्पिपासानिवृत्तिः ॥ 3.30 ॥

कंठकूप में संयम करने से भूख एवं प्यास की निवृत्ति हो जाती है।

व्याख्या : अत्यंत भूखा मनुष्य यदि कंठ नली में चित्त का संयम कर सके, तो उसकी भूख शांत हो जाती है।

कूर्मनाड्यां स्थैर्यम् ॥ 3.31 ॥

कूर्माकार नाड़ी में संयम करने से स्थिरता होती है।

व्याख्या : जब वे साधना करते हैं, तब उनका शरीर चंचल नहीं होता।

मूर्धज्योतिषि सिद्धदर्शनम् ॥ 3.32 ॥

मूर्धा की ज्योति में संयम करने से सिद्ध पुरुषों के दर्शन होते हैं।

व्याख्या : यहाँ सिद्ध का तात्पर्य भूतयोनि की अपेक्षा थोड़ी उच्च योनि से है। जब योगी अपने सिर के ऊपरी भाग में मन का संयम करते हैं, तब वे इन सिद्धों के दर्शन करते हैं। यहाँ पर 'सिद्ध' शब्द से मुक्त पुरुष नहीं समझना चाहिए।

प्रातिभाद् वा सर्वम् ॥ 3.33 ॥

अथवा प्रातिभ ज्ञान (असाधारण बुद्धि बल या मानसिक शक्ति, जिसमें

असाधारण तीव्रता या प्रखरता हो) उत्पन्न होने से बिना किसी संयम के ही, पहले कहे गए समस्त सिद्ध विषय योगी को ज्ञात हो जाते हैं।

व्याख्या : प्रतिभाशक्ति अर्थात् पवित्रता द्वारा लब्ध ज्ञानविशेष के प्राप्त हो जाने पर बिना किसी प्रकार के संयम के ही समस्त ज्ञान प्राप्त हो जाता है। जब मनुष्य उच्च प्रतिभाशक्ति प्राप्त कर लेता है, तब उसे इस महान् आलोक की प्राप्ति हो जाती है। उसके ज्ञान से जब प्रकाशित हो जाता है। बिना किसी प्रकार का संयम किए ही उसे आप-से-आप समस्त ज्ञान प्राप्त हो जाता है।

हृदये चित्तसंवित्॥ 3.34॥

हृदय में संयम करने से चित्त के स्वरूप का ज्ञान हो जाता है।

व्याख्या : पुरुष और बुद्धि वास्तव में सर्वथा भिन्न हैं। ऐसा होने पर भी पुरुष बुद्धि में प्रतिबिंबित होकर उनके साथ अपने को अभिन्न समझता है और उसी से अपने को सुखी या दुःखी अनुभव करता रहता है। बुद्धि की इस अवस्था को परार्थ कहते हैं, क्योंकि उसके सारे भोग अपने लिए नहीं, वरन् पुरुष के लिए होते हैं। इसके सिवा बुद्धि की और एक अवस्था है—उसका नाम है—स्वार्थ। जब बुद्धि सत्त्वप्रधान होकर अत्यंत निर्मल हो जाती है और उसमें पुरुष विशेष रूप से प्रतिबिंबित होता है, तब वह बुद्धि अंतर्मुखी होकर केवल पुरुष का अवलंबन करती है। इस स्वार्थ में संयम करने से पुरुष का ज्ञान होता है। केवल पुरुष का अवलंबन करनेवाली बुद्धि में संयम करने को कहने का तात्पर्य यह है कि शुद्ध पुरुष ज्ञाता होने के करण कभी ज्ञान का विषय नहीं बन सकता।

सत्त्वपुरुषयो अत्यन्तासंकीर्णयोः प्रत्ययाविशेषो भोगः परार्थात् स्वार्थसंयमात् पुरुषज्ञानम्॥ 3.35॥

सत्त्व (बुद्धि) और पुरुष जो कि दोनों परस्पर अत्यंत भिन्न हैं, इन दोनों की जो प्रतीति का अभेद है, वही भोग है, परार्थ प्रतीति से भिन्न जो स्वार्थ प्रतीति है; उसमें संयम करने से पुरुष का ज्ञान होता है।

ततः प्रातिभश्रावणवेदनादर्शास्वादवार्ता जायन्ते॥ 3.36॥

उस (स्वार्थसंयम) से प्रातिभ, श्रावण, वेदन, आदर्श, अस्वाद और

वार्त्ता—ये छह सिद्धियाँ प्रकट होती हैं।

ते समाधाव उपसर्गा व्युत्थाने सिद्धयः ॥ 3.37 ॥

उक्त छह प्रकार की सिद्धियाँ समाधि की सिद्धि में विघ्न हैं एवं व्युत्थान में सिद्धियाँ हैं।

व्याख्या : योगी जानते हैं कि संसार के सभी भोग पुरुष और मन के संयोग द्वारा होते हैं। यदि वे इस सत्य में कि आत्मा और प्रकृति एक-दूसरे से पृथक् वस्तु हैं, चित्त का संयम कर सकें, तो उन्हें पुरुष का ज्ञान प्राप्त हो जाता है। उससे विवेकज्ञान उदित होता है। जब वे इस विवेक को प्राप्त कर लेते हैं, तब उन्हें अत्यंत उच्चकोटि का दिव्य आलोक प्राप्त होता है। ये सब सिद्धियाँ उस उच्चतम लक्ष्य अर्थात् उस पवित्रस्वरूप आत्मा के ज्ञान और मुक्ति की प्रतिबंधक स्वरूप हैं। ये सब तो मानो रास्ते में प्राप्त होनेवाली चीजें भर हैं। यदि योगी इन सिद्धियों का परित्याग कर दें, तभी वे उस उच्चतम ज्ञान को प्राप्त कर सकते हैं। यदि वे इनमें अटक जाएँ, तो फिर उनकी उन्नति रुक जाती है। योगी जब शरीरस्थ नाड़ीसमूह को जान लेते हैं, तब वे दूसरे के शरीर में प्रवेश कर सकते हैं।

बन्धकारणशैथिल्यात् प्रचारसंवेदनाच
च चित्तस्य परशरीरावेशः ॥ 3.38 ॥

बंधन के कारण (कर्म) की शिथिलता से और चित्त की गति का भलीभाँति ज्ञान हो जाने से चित्त का दूसरे के शरीर में प्रवेश किया जा सकता है।

व्याख्या : योगी एक देह में क्रियाशील रहते हुए भी अन्य किसी मृत देह में प्रवेश करके उसे गतिशील कर सकते हैं। इसी प्रकार वे किसी जीवित शरीर में प्रवेश करके उस व्यक्ति के मन और इंद्रियों को निरुद्ध कर सकते हैं तथा उस समय तक के लिए उस शरीर के माध्यम से कार्य कर सकते हैं। प्रकृति और पुरुष के विवेक को प्राप्त करने पर ही ऐसा करना उनके लिए संभव होता है।

यदि वे दूसरे के शरीर में प्रवेश करने की इच्छा करें, तो उस शरीर में

संयम का प्रयोग करने से ही वह सिद्ध हो जाएगा, क्योंकि उनके मतानुसार उनकी आत्मा ही सर्वव्यापी नहीं है, वरन् उनका मन भी सर्वव्यापी है। उनका मन उस सर्वव्यापी (समष्टि) मन का एक अंशमात्र है। अभी वह इस शरीर के स्नायुओं के माध्यम से ही काम कर सकता है, किंतु जब योगी इन स्नायविक प्रवाहों से अपने को मुक्त कर लेते हैं, तब वे दूसरे शरीर द्वारा भी काम कर सकते हैं।

उदानजयाज जलपङ्ककण्टकादिष्व
असङ्ग उत्क्रान्तिश च॥ 3.39॥

उदान वायु के जीत लेने से जल, पंक (कीचड़), काँटे आदि में शरीर का संग नहीं होता, साथ ही ऊर्ध्वगति होती है।

व्याख्या : 'उदान' नामक जो स्नायविक शक्तिप्रवाह फेफड़े और शरीर के सारे ऊपरी भाग को चलाता है। उस पर जब योगी जय प्राप्त कर लेते हैं, तब वे अत्यंत हल्के हो जाते हैं। ये फिर जल में नहीं डूबते। काँटों पर या तलवार की धार पर वे अनायास चल सकते हैं, आग में खड़े रह सकते हैं और इच्छा मात्र से ही इस शरीर को छोड़ दे सकते हैं।

समानजयाज् ज्वलनम्॥ 3.40॥

संयम द्वारा समान वायु के जीत लेने पर योगी का शरीर दीप्तिमान हो जाता है।

व्याख्या : ये जब कभी इच्छा करते हैं, तभी उनके शरीर से ज्योति बाहर निकल आती है।

श्रोत्राकाशयोः संबन्धसंयमाद् दिव्यं श्रोत्रम्॥ 3.41॥

श्रोत्र (कान) एवं आकाश के संबंध में संयम कर लेने से श्रोत्र दिव्य हो जाते हैं।

व्याख्या : आकाशतत्त्व और उसका अनुभव करने का यंत्रस्वरूप कान—इनमें संयम करने से योगी दिव्य कर्ण प्राप्त करते हैं, जिससे वे सबकुछ सुन सकते हैं। अत्यंत दूर कोई बातचीत या शब्द होने पर भी वे उसे सुन सकते हैं।

कायाकाशयोः संबन्धसंयमाल्

लघुतूलसमापत्तेश चाकाशगमनम्॥ 3.42॥

शरीर और आकाश के संबंध में संयम करने से और हल्की वस्तु में संयम करने से आकाश गमन की शक्ति प्राप्ति होती है।

व्याख्या : आकाश ही इस शरीर का उपादान है। आकाश ने ही एक प्रकार से विकृत होकर इस शरीर का रूप धारण किया है। यदि योगी शरीर के उपादानभूत उस आकाश धातु में संयम का प्रयोग करें, तो वे आकाश के समान हल्के हो जाते हैं और जहाँ इच्छा हो, वायु से होकर जा सकते हैं। ऐसा ही दूसरी बातों के संबंध में भी है।

बर्हि अकल्पिता वृत्तिं महाविदेहा
ततः प्रकाशावरणक्षयः॥ 3.43॥

शरीर के बाहर अकल्पित स्थिति का नाम महाविदेहा है। उससे बुद्धि की ज्ञानशक्ति के आवरण का क्षय हो जाता है।

व्याख्या : अज्ञानवश मन सोचता है कि वह इस देह से कार्य कर रहा है। यदि मन सर्वव्यापी हो, तो हम केवल एक ही प्रकार के स्नायुओं द्वारा क्यों आबद्ध रहेंगे, इस अहं को एक ही शरीर में सीमाबद्ध करके क्यों रखेंगे? ऐसा करने का तो कोई कारण नहीं दिखता। योगी अपने इस अहंभाव को, जहाँ कहीं इच्छा हो, वहीं अनुभव करना चाहते हैं। अहंभाव के चले जाने पर इस देह में जो मानसिक तरंग उठती है। उसे 'अकल्पिता' या 'महाविदेहा' वृत्ति कहते हैं। जब योगी उसमें संयम करने में सफल होते हैं, तब प्रकाश के सारे आवरण नष्ट हो जाते हैं। समस्त अंधकार एवं अज्ञान नष्ट हो जाने के कारण सबकुछ उन्हें चैतन्यमय प्रतीत होता है।

स्थूलस्वरूपसूक्ष्मान्वयार्थवत्त्वसंयमाद् भूतजयः॥ 3.44॥

(भूतों की) स्थूल (पंच महाभूत), स्वरूप, सूक्ष्म (कारण अवस्था), अन्वय (प्रकाश, क्रिया, स्थिति) और अर्थवत्त्व (भोग एवं अपवर्ग)—इन पाँचों प्रकार की अवस्थाओं में संयम करने से योगी को, पंचभूतों पर विजय प्राप्त होती है।

व्याख्या : योगी समस्त भूतों में संयम करते हैं, स्थूल भूतों में और उसके

बाद उनकी अन्य सूक्ष्म अवस्थाओं में। बौद्धों के एक संप्रदाय में यह संयम विशेष रूपसे प्रचलित है। वे मिट्टी का एक लौंदा लेकर उसमें संयक का प्रयोग करते हैं। फिर क्रमशः वह जिन सूक्ष्म भूतों से निर्मित हुआ है, उन्हें देखना शुरू करते हैं। जब वे उसकी समस्त सूक्ष्म अवस्थाओं के बारे में जान लेते हैं, तब वे उस भूत पर विजय प्राप्त कर लेते हैं। ऐसा ही अन्य सब भूतों के बारे में भी समझना चाहिए। योगी उन सभी पर जय प्राप्त कर सकते हैं।

ततोऽणिमादिप्रादुर्भावः कायसंपत् तद्धर्मानभिघातश च॥ 3.45॥

उस भूत जय से अणिमादि आठ सिद्धियों (1. अणिमा, 2. लघिमा, 3. महिमा, 4. गरिमा, 5. प्राप्ति, 6. प्राकाम्य, 7. वशित्व, 8. ईशित्व) का प्रादुर्भाव होता है और उन भूतों के धर्मों से बाधा का न होना आदि होते हैं।

व्याख्या : इसका तात्पर्य यह है कि योगी अष्ट सिद्धियों की प्राप्ति कर लेते हैं। वे अपने को इच्छानुसार परमाणु के समान छोटा या पर्वत के समान बड़ा कर सकते हैं। वे अपने को पृथ्वी के समान भारी और वायु के समान हल्का कर सकते हैं। वे जहाँ चाहें, जा सकते हैं। जिस पर चाहें, प्रभुत्व कर सकते हैं। जिस पर चाहे, विजय प्राप्त कर सकते हैं। सिंह उनके पैरों के पास मेमने के समान शांतभाव से बैठा रहेगा। वे जो भी चाहें, उनकी समस्त कामनाएँ पूर्ण होंगी।

रूपलावण्यबलवज्रसंहननत्वानि कायसंपत्॥ 3.46॥

रूप, लावण्य, बल और वज्र के समान संगठन—ये शरीर की संपदाएँ हैं।

व्याख्या : तब शरीर अविनाशी हो जाता है, कोई भी वस्तु उसे किसी प्रकार का नुकसान नहीं पहुँचा सकती। यदि योगी स्वयं इच्छा न करें, तो दुनिया की कोई भी ताकत उनके शरीर का नाश नहीं कर सकती। कालदंड को भंग करके वे इस जगत् में शरीर लेकर वास करते हैं। वेदों में कहा गया है कि ऐसे व्यक्ति को बीमारी, मृत्यु या अन्य कोई क्लेश नहीं होता।

ग्रहणस्वरूपास्मितान्वयार्थवत्त्वसंयमाद् इन्द्रियजयः॥ 3.47॥

ग्रहण, स्वरूप, अस्मिता, अन्वय और अर्थवत्त्व—इन पाँचों अवस्थाओं में संयम करने से समस्त इंद्रियों पर मन सहित विजय प्राप्त होती है।

व्याख्या : बाह्य वस्तु की अनुभूति के समय इंद्रियाँ मन से बाहर जाकर विषय की ओर दौड़ती हैं, तभी ज्ञान होता है। इस कार्य में अस्मिता भी सर्वदा साथ रहती है। जब योगी उसमें तथा अन्य दोनों में भी क्रमश: संयम का प्रयोग करते हैं, तब वे इंद्रियों पर जय प्राप्त कर लेते हैं। जो कोई वस्तु हम देखते या अनुभव करते हैं, उसे लेकर उसमें संयम का प्रयोग करो। उसके बाद पुस्तक के रूप में जो ज्ञान है, उसमें फिर जिस अहंभाव द्वारा उस पुस्तक का दर्शन होता है, उसमें संयम करो। इस अभ्यास से समस्त इंद्रियाँ विजित हो जाती हैं।

ततो मनोजवित्वं विकरणभावः प्रधानजयश च ॥ 3.48 ॥

उस इंद्रियजय से मन के सदृश गति, शरीर के बिना भी विषयों का अनुभव करने की शक्ति एवं प्रकृति पर अधिकार—ये तीनों सिद्धियाँ मिलती हैं।

व्याख्या : जैसे भूतजय से कायसंपत की प्राप्ति होती है, वैसे ही इंद्रियजय से उपर्युक्त सिद्धियाँ होती हैं।

सत्त्वपुरुषान्यताख्यातिमात्रस्य
सर्वभावाधिष्ठातृत्वं सर्वज्ञातृत्वं च ॥ 3.49 ॥

बुद्धि और पुरुष, इन दोनों की भिन्नता मात्र का ही ज्ञान जिसमें रहता है, ऐसी सबीज समाधि को प्राप्त योगी का सभी प्रकार के भावों पर स्वामिभाव और सर्वज्ञभाव हो जाता है।

व्याख्या : जब हम प्रकृति पर जय प्राप्त कर लेते हैं तथा पुरुष और प्रकृति का भेद अनुभव कर लेते हैं, अर्थात् जान लेते हैं कि पुरुष अविनाशी, पवित्र और पूर्णस्वरूप है, तब सर्वशक्तिमत्ता और सर्वज्ञता प्राप्त हो जाती है।

तद्वैराग्याद् अपि दोषबीजक्षये कैवल्यम् ॥ 3.50 ॥

उन उपर्युक्त सिद्धियों में भी वैराग्य होने से दोष के बीज का नाश होने पर कैवल्य की प्राप्ति होती है।

व्याख्या : तब योगी कैवल्य की प्राप्ति कर लेते हैं, वे मुक्त हो जाते हैं। जब वे सर्वशक्तिमत्ता और सर्वज्ञता, इन दोनों को भी त्याग देते हैं। तब वे सारे प्रलोभनों का, यहाँ तक कि देवताओं द्वारा किए गए प्रलोभनों का

भी, अतिक्रमण कर सकते हैं। जब योगी इन सब अद्‌भुत शक्तियों को प्राप्त करके भी उन्हें त्याग देते हैं, तब वे चरम लक्ष्य पर पहुँच जाते हैं। वास्तव में ये शक्तियाँ हैं क्या? केवल अभिव्यक्तियाँ। स्वप्न की अपेक्षा उनमें भला कौन सी श्रेष्ठता है? सर्वशक्तिमत्ता भी तो एक स्वप्न है। वह केवल मन पर निर्भर रहती है। जब तक मन का अस्तित्व है, तभी तक सर्वशक्तिमत्ता संभव हो सकती है, लेकिन हमारा लक्ष्य तो मन के भी अतीत है।

स्थान्युपनिमन्त्रणे सङ्गस्मयाकरणं
पुनः अनिष्टप्रसङ्गात्॥ 3.51॥

लोकपाल देवताओं के बुलाने पर न तो (उनके भोगों में) संग (राग) करना चाहिए और न अभिमान करना चाहिए, क्योंकि ऐसा करने पर पुनः अनिष्ट का प्रसंग हो सकता है।

व्याख्या : और भी बहुत से विघ्न हैं। देवता आदि योगी को प्रलोभित करने आते हैं। वे नहीं चाहते हैं कि कोई पूर्ण रूप से मुक्त हो।

हम लोग जैसे ईर्ष्यापरायण हैं, वे भी वैसे ही हैं, वरन् कभी-कभी तो वे इस बात में हम लोगों से भी आगे बढ़ जाते हैं। वे डरते हैं कि कहीं वे अपने पद को न खो बैठें। जो योगी पूर्ण सिद्ध नहीं होते, वे शरीर त्यागने के बाद देवता बन जाते हैं। वे सीधे रास्ते को छोड़कर मानो बगल के एक रास्ते से चले जाते हैं और इन सब शक्तियों को प्राप्त करते हैं। उनको फिर से जन्म लेना पड़ता है। जो शक्तिसंपन्न हैं कि इन प्रलोभनों का उन पर कोई प्रभाव नहीं पड़ता, वे सीधे उस लक्ष्यस्थल पर पहुँच जाते हैं और मुक्त हो जाते हैं।

क्षणतत्क्रमयोः संयमाद् विवेकजं ज्ञानम्॥ 3.52॥

क्षण और उसके क्रम में संयम करने से विवेकजनित ज्ञान उत्पन्न होता है।

व्याख्या : देवता, स्वर्ग और शक्तियों से बचने का फिर उपाय क्या है? उपाय है—विवेक, सतसत्-विचार। इस विवेकज्ञान को दृढ़ करने के उद्देश्य से ही इस संयम का उपदेश दिया गया है। 'क्षण' का अर्थ है काल का सूक्ष्मतम अंश। एक क्षण के पहले जो क्षण बीत चुका है और उसके बाद जो क्षण प्रकट होगा, इस लगातार सिलसिले को क्रम कहते हैं। अतः उपर्युक्त

विवेकजनित ज्ञान को दृढ़ करने के लिए क्षण और उसके क्रम में संयम करना होगा। भेद न किए जा सकने के कारण जो तुल्य प्रतीति होती है, उनको भी इस उपर्युक्त संयम द्वारा अलग करके जाना जा सकता है।

जातिलक्षणदेशैः अन्यतानवच्छेदात्
तुल्ययोस् ततः प्रतिपत्तिः ॥ 3.53 ॥

जिन वस्तुओं का जाति, लक्षण और देश भेद से भेद नहीं किया जा सकता, इस कारण जो दो वस्तुएँ तुल्य प्रतीत होती हैं, उनके भेद की, उपलब्धि उस विवेक ज्ञान से होती है।

व्याख्या : हम जो दुःख भोगते हैं, वह अज्ञान में, सत्य और असत्य के अविवेक से उत्पन्न होता है। हम सभी बुरे को भला समझते हैं और स्वप्न को वास्तविक। एकमात्र आत्मा ही है, लेकिन हम यह भूल गए हैं। शरीर एक मिथ्या स्वप्न मात्र है, लेकिन हम सोचते हैं कि हम शरीर हैं। यह अविवेक ही दुःख का कारण है। यह अविवेक अविद्या से उत्पन्न होता है। विवेक के उदय के साथ ही बल भी आता है, तभी हम इस शरीर, स्वर्ग तथा देवता आदि की कल्पनाओं को त्यागने में समर्थ होते हैं। जाति, लक्षण और स्थान द्वारा हम वस्तुओं को अलग करते हैं।

उदाहरणार्थ, एक गाय की बात ले लो। गाय का कुत्ते से जो भेद है, वह जातिगत है। दो गायों में परस्पर भेद हम कैसे करते हैं ? लक्षण द्वारा। फिर दो वस्तुएँ सर्वथा समान होने पर हम स्थानगत भेद द्वारा उन्हें अलग कर सकते हैं, किंतु जब वस्तुएँ ऐसी मिली हुई रहती हैं कि अलग करने के ये सब विभिन्न उपाय बिल्कुल काम में नहीं आते, तब उपर्युक्त साधना-प्रणाली के अभ्यास से लब्धविवेक के बल से हम उन्हें पृथक् कर सकते हैं। योगियों का उच्चतम दर्शन इस सत्य पर आधारित है कि पुरुष शुद्ध स्वभाव एवं नित्य पूर्णस्वरूप है। संसार में वही एकमात्र अयौगिक वस्तु है। शरीर और मन तो यौगिक वस्तुएँ हैं, फिर भी हम सदैव अपने आपको उनके साथ मिला दे रहे हैं। सबसे बड़ी गलती यही है कि यह पार्थक्य ज्ञान नष्ट हो गया है। जब यह विवेकशक्ति प्राप्त होती है, तब मनुष्य देख पाता है कि जगत् की सारी

वस्तुएँ, वे फिर बहिर्जगत् की हों या अंतर्जगत् की, यौगिक पदार्थ हैं, अतएव वे पुरुष नहीं हो सकतीं।

तारकं सर्वविषयं सर्वथाविषयम्
अक्रमं चेति विवेकजं ज्ञानम्॥ 3.54॥

जो संसार समुद्र से तारनेवाला है, सबको जाननेवाला है, सब प्रकार से जाननेवाला है एवं बिना क्रम के वह विवेकजनित ज्ञान है।

व्याख्या : इस ज्ञान का नाम तारक इसीलिए है कि यह योगी का जन्म-मृत्यु के सागर से तारण करता है। सारी प्रकृति की सूक्ष्म और स्थूल सर्वविधि अवस्थाएँ इस ज्ञान की ग्राह्य हैं। इस ज्ञान में किसी प्रकार का क्रम नहीं है। यह सारी वस्तुओं को क्षण भर में एक साथ ग्रहण कर लेता है।

सत्त्वपुरुषयोः शुद्धिसाम्ये कैवल्यम् इति॥ 3.55॥

बुद्धि और पुरुष—इन दोनों की जब समान भाव से शुद्धि हो जाती है, वह कैवल्यावस्था है।

व्याख्या : कैवल्य ही हमारा लक्ष्य है। इस लक्ष्य स्थल पर पहुँचने पर आत्मा जान लेती है कि वह सर्वदा ही अकेली थी। उसे सुखी करने के लिए अन्य किसी की आवश्यकता न थी। जब तक अपने को सुखी करने के लिए हमें अन्य किसी की आवश्यकता होती है, तब तक हम गुलाम हैं। जब पुरुष जान लेता है कि वह मुक्त स्वभाव है और उसको पूर्ण करने के लिए अन्य किसी की भी जरूरत नहीं, तब वह यह जान लेता है कि यह प्रकृति क्षणिक है, इसकी कोई आवश्यकता नहीं है, तभी मुक्ति की प्राप्ति होती है, तभी वह कैवल्य प्राप्त होता है। जब आत्मा जान लेती है कि जगत् के छोटे-से-छोटे परमाणु से लेकर देवता तक किसी पर उनके निर्भर रहने की आवश्यकता नहीं है, तब आत्मा की उस अवस्था को कैवल्य और पूर्णता कहते हैं। तब शुद्धि और अशुद्धि, दोनों मिला हुआ सत्त्व अर्थात् बुद्धि, पुरुष के समान शुद्ध हो जाती है, तब यह कैवल्य प्राप्त हो जाता है, तब वह बुद्धि केवल निर्गुण, पवित्रस्वरूप पुरुष को प्रतिबिंबित करती है।

□

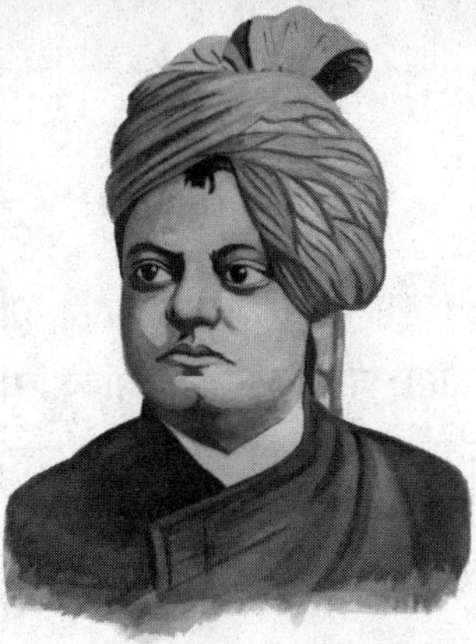

चौथा अध्याय

कैवल्यपाद

जन्मौषधिमन्त्रतपःसमाधिजाः सिद्धयः ॥ 4.1 ॥

जन्म से होनेवाली, औषधि से होनेवाली, मंत्र से होनेवाली, तप से होनेवाली और समाधि से होनेवाली—ऐसी पाँच प्रकार की सिद्धियाँ होती हैं।

व्याख्या : कभी-कभी मनुष्य पूर्वजन्म में प्राप्त सिद्धियों या शक्तियों को लेकर जन्म ग्रहण करता है। इस बार वह मानो उनके फलों का भोग करने के लिए ही जन्म लेता है। सांख्यदर्शन के महान् जनक कपिल के बारे में कहा जाता है कि वे जन्म से ही सिद्ध थे। 'सिद्ध' शब्द का अर्थ है—जो कृतकार्य हो चुके हैं।

योगी दावा करते हैं कि रसायन विद्या अर्थात् औषधि द्वारा ये सब शक्तियाँ प्राप्त हो सकती हैं। तुम सभी जानते हो कि रसायन विद्या का प्रारंभ आलकेमी (ताँबा आदि कम कीमतवाली धातुओं से सोना-चाँदी आदि बनाने की विद्या। पहले यूरोप में गुप्त रूप से इस विद्या का बहुत प्रचार था) के रूप में हुआ। मनुष्य पारसमणि, संजीवनी अमृत (एक प्रकार का काल्पनिक रस, जिसे पीकर मनुष्य अमर हो सकता है) आदि का अन्वेषण करते थे। भारत में रसायन नामक एक संप्रदाय था। उसका यह मत था कि सूक्ष्मतत्त्वप्रियता, ज्ञान, आध्यात्मिकता, धर्म—ये सब सत्य अच्छे अवश्य हैं, लेकिन शरीर ही वह यंत्र है, जिससे इन्हें प्राप्त किया जा सकता है। यदि बीच-बीच में शरीर भग्न अर्थात् मृत्युग्रस्त होता

रहे, तो उससे उस चरम लक्ष्य पर पहुँचने में काफी अधिक समय लग जाएगा। मान लो, कोई मनुष्य योगाभ्यास करने या आध्यात्मिक होने का इच्छुक है। अधिक उन्नति करने के पहले ही मान लो उसकी मृत्यु हो गई। तब उसने और एक देह लेकर फिर से साधना करना शुरू किया। कुछ समय बाद फिर उसकी मृत्यु हो गई। इस प्रकार बारंबार मरने ओर जन्म लेने से तो उसका काफी समय नष्ट हो गया। अब यदि शरीर को इतना सबल और निर्दोष बनाया जा सके कि उसके जन्म और मृत्यु बिल्कुल बंद हो जाएँ, तो आध्यात्मिक उन्नति के लिए उतना ही अधिक समय मिल सकेगा। इसीलिए ये रसायन संप्रदायवाले कहते हैं कि पहले शरीर को सबल बनाओ। उनका दावा है कि शरीर को अमर बनाया जा सकता है। उनका अभिप्राय यह है कि यदि मन ही शरीर का गठन करनेवाला है और यदि यह सत्य है कि प्रत्येक व्यक्ति का मन उस अनंत शक्ति के प्रकाश का एक विशेष मार्ग मात्र है, तो ऐसे प्रत्येक मार्ग के लिए बाहर से इच्छानुसार शक्ति संग्रह करने की कोई निर्दिष्ट सीमा नहीं हो सकती। हम सदा के लिए इस शरीर को क्यों न अक्षुण्ण रख सकेंगे?

हम जितने शरीर धारण करते हैं, उन सबका गठन हमें ही करना पड़ता है। ज्यों ही इस शरीर का पतन होगा, त्यों ही फिर से हमें एक और शरीर गढ़ना पड़ेगा। जब हममें यह शक्ति है, तो इस शरीर से बाहर न जाकर, हम यहीं और कभी यह गठन-कार्य क्यों न कर सकेंगे? यह मत पूर्ण रूप से सत्य है यदि यह संभव हो कि हम मृत्यु के पश्चात् भी जीवित रहकर अपना शरीर पुनः गढ़ लें, तो फिर शरीर का पूरा ध्वंस किए बिना, उसे केवल क्रमशः परिवर्तित करते हुए, इसी जन्म में शरीर तैयार करना हमारे लिए क्यों असंभव होगा? उनका यह भी विश्वास था कि पारा और गंधक में बड़ी अद्‌भुत शक्ति निहित है। इन द्रव्यों से एक विशेष तौर से बनी हुई चीजों द्वारा मनुष्य जितने दिन इच्छा हो, शरीर को अक्षुण्ण बनाए रख सकता है। दूसरे कुछ लोगों का विश्वास था कि कुछ विशिष्ट औषधियों के सेवन से आकाश-गमन आदि सिद्धियाँ प्राप्त हो सकती हैं।

आजकल की आश्चर्यजनक औषधियों का अधिकांश, विशेषतः औषधि

में धातु का व्यवहार हमने रसायन संप्रदायवालों से पाया है। योगियों के कोई संप्रदाय कहते हैं कि हमारे बहुतेरे प्रधान गुरुगण अभी भी अपनी पुरानी देहों में विद्यमान हैं। योग के बारे में जिनका प्रामाण्य अकाट्य है, पतंजलि इसे अस्वीकार नहीं करते।

मंत्रशक्ति : 'मंत्र' का अर्थ है कुछ पवित्र शब्द, जिनका निर्दिष्ट नियम से उच्चारण करने पर ये अद्भुत शक्तियाँ प्राप्त होती हैं। हम दिन-रात ऐसी अद्भुत घटनाओं के बीच रह रहे हैं कि हमें उनका कोई महत्त्व नहीं मालूम पड़ता। हम उन्हें साधारण समझते हैं। मनुष्य, शब्द और मन की शक्ति की कोई निर्दिष्ट सीमा नहीं है।

तपस्या : तुम देखोगे कि यह तप प्रत्येक धर्म में है। धर्म के इन सब अंगों के साधन में हिंदू सबसे बढ़े-चढ़े हैं। तुम ऐसे अनेक लोग पाओगे, जो जीवन भर अपना हाथ ऊपर उठाए रखते हैं, यहाँ तक कि अंत में उनके हाथ सूखकर नष्ट हो जाते हैं। बहुत से लोग दिन-रात खड़े ही रहते हैं और अंत में उनके पैर फूल जाते हैं। वे इतने कड़े हो जाते हैं कि फिर मोड़े नहीं जा सकते। जीवन भर उन्हें खड़ा ही रहना पड़ता है। मैंने एक समय ऊपर हाथ उठाए हुए एक व्यक्ति को देखा था। मैंने उससे पूछा, "जब तुम पहले-पहल इसका अभ्यास करते थे, तब तुम्हें कैसा लगता था?" उसने कहा, "पहले-पहल भयानक पीड़ा मालूम होती थी, इतनी कि मुझे नदी में जाकर पानी में डूबे रहना पड़ता था, उससे कुछ समय के लिए पीड़ा थोड़ी कम मालूम होती थी। एक महीने बाद फिर कोई विशेष कष्ट नहीं हुआ।" इस प्रकार के अभ्यास से सिद्धियाँ प्राप्त होती हैं।

समाधि : यही यथार्थ योग है, यही इस शास्त्र का मुख्य विषय है और यही सिद्धि का प्रधान साधन है। पहले जिन सबके बारे में कहा गया है, वे गौण साधन मात्र हैं। उनके द्वारा वह परमपद प्राप्त नहीं होता। समाधि द्वारा हम मानसिक, नैतिक या आध्यात्मिक, जो कुछ चाहें सब प्राप्त कर सकते हैं।

जात्यन्तरपरिणामः प्रकृत्यापूरात्॥ 4.2॥

एक जाति से दूसरी जाति में बदल जाना प्रकृति के पूर्ण होने से होता है।

व्याख्या : पतंजलि ने कहा है कि ये शक्तियाँ जन्म से प्राप्त होती हैं। कभी-कभी वे औषधिविशेष से भी प्राप्त होती हैं, फिर तपस्या से भी उन्हें पाया जा सकता है। उन्होंने यह भी स्वीकार किया है कि इस शरीर को जब तक इच्छा हो, रखा जा सकता है। अभी वे यह बता रहे हैं कि शरीर के एक जाति से दूसरी जाति में परिणत होने का क्या कारण है ? वे कहते हैं कि यह प्रकृति के पूर्ण होने से होता है। अगले सूत्र में वे इसकी व्याख्या करते हैं।

निमित्तं अप्रयोजकं प्रकृतीनां
वरणभेदस् तु ततः क्षेत्रिकवत्॥ 4.3 ॥

निमित्त प्रकृतियों को चलानेवाला नहीं है। उससे तो किसान की भाँति रुकावट का छेदन किया जाता है।

व्याख्या : जब कोई किसान खेत में पानी खींचने की इच्छा करता है, तो उसे अन्य किसी जगह से पानी लाने की आवश्यकता नहीं होती। खेत के समीपवर्ती जलाशय में पानी संचित है, बीच में बाँध रहने के कारण पानी खेत में नहीं आ पा रहा है। किसान उस बाँध को खोल भर देता है। बस पानी गुरुत्वाकर्षण के नियमानुसार अपने आप खेत में बह आता है। इसी प्रकार, सभी व्यक्तियों में सब प्रकार की उन्नति और शक्ति पहले से ही निहित है। पूर्णता ही मनुष्य का स्वभाव है। केवल उसके द्वार बंद हैं, वह अपना यथार्थ रास्ता नहीं पा रहा है। यदि कोई इस बाधा को दूर कर सके, तो उसकी वह स्वाभाविक पूर्णता अपनी शक्ति के बल से अभिव्यक्त होगी ही। तब मनुष्य अपने भीतर पहले से ही विद्यमान शक्तियों को प्राप्त कर लेता है। जब यह बाधा दूर हो जाती है और प्रकृति को अपनी अबाध गति प्राप्त हो जाती है, तब वे भी साधु में परिणत हो जाते हैं।

प्रकृति ही हमें पूर्णता की ओर ले जा रही है। कालांतर में वह सभी को वहाँ ले जाएगी। धार्मिक होने के लिए जो कुछ साधनाएँ और प्रयत्न हैं। वे सब केवल निषेधात्मक कार्य हैं। वे केवल बाधा को दूर कर देते हैं और इस प्रकार उस पूर्णता के द्वार खोल देते हैं, जो हमारा जन्मसिद्ध अधिकार है, जो हमारा स्वभाव है।

प्राचीन योगियों का विकासवाद आज आधुनिक विज्ञान के शोध से अपेक्षाकृत अच्छी तरह समझ में आ सकेगा। फिर भी, योगियों की व्याख्या आधुनिक व्याख्या से कहीं श्रेष्ठ है। आधुनिक मत कहता है कि विकास के दो कारण हैं—यौन-निर्वाचन और बलिष्ठ-अतिजीविता, लेकिन ये दो कारण पर्याप्त नहीं मालूम होते। मान लो, मानवी ज्ञान इतना उन्नत हो गया कि शरीरधारण तथा पति या पत्नी की प्राप्ति संबंधी प्रतियोगिता उठ गई। तब तो आधुनिक विज्ञानवेत्ताओं के अनुसार मानवी उन्नतिप्रवाह रुद्ध हो जाएगा और जाति की मृत्यु हो जाएगी। फिर, इस मत के फलस्वरूप तो प्रत्येक अत्याचारी व्यक्ति अपने विवेक से छुटकारा पाने की एक युक्ति पा लेता है। ऐसे मनुष्यों की कमी नहीं, जो दार्शनिक नामधारी बन, जितने भी दुष्ट और अनुपयुक्त मनुष्य हैं (मानो ये ही उपयुक्तता-अनुपयक्तता के एकमात्र विचारक हैं), उन सबको मारकर मनुष्यजाति की रक्षा करना चाहते हैं। प्राचीन विकासवादी महापुरुष पतंजलि कहते हैं कि परिणाम या विकास का वास्तविक रहस्य है—प्रत्येक व्यक्ति में जो पूर्णता पहले से ही निहित है, उसी की अभिव्यक्ति या विकास मात्र। वे कहते हैं कि इस पूर्णता की अभिव्यक्ति में बाधा हो रही है। हमारे अंदर यह पूर्णतारूप अनंत ज्वार अपने को व्यक्त करने के लिए संघर्ष कर रहा है। ये संघर्ष और होड़ केवल हमारे अज्ञान के फल हैं। ये इसलिए होते हैं कि हम नहीं जानते कि यह दरवाजा कैसे खोला जाए और पानी भीतर कैसे लाया जाए? हमारे पीछे जो अनंत ज्वार है, वह अपने को व्यक्त करेगा ही। वही समस्त अभिव्यक्ति का कारण है। केवल जीवनधारण या इंद्रियसुखों को चरितार्थ करने की चेष्टा इस अभिव्यक्ति का कारण नहीं है। ये सब संघर्ष तो वास्तव में क्षणिक हैं, अनावश्यक हैं, बाह्य व्यापार मात्र हैं। ये सब अज्ञान से पैदा हुए हैं। सारी होड़ बंद हो जाने पर भी, जब तक हममें से प्रत्येक व्यक्ति पूर्ण नहीं हो जाता, तब तक हमारे भीतर निहित यह पूर्ण स्वभाव में क्रमशः उन्नति की ओर अग्रसर कराता रहेगा। अतः यह विश्वास करने का कोई कारण नहीं कि होड़ या प्रतियोगिता उन्नति के लिए आवश्यक है। पशु के भीतर मनुष्य अव्यक्त रूप से निहित है। ज्यों ही द्वार

खोल दिया जाता है, अर्थात् ज्यों ही बाधा हट जाती है, त्यों ही वह मनुष्य व्यक्त हो जाता है। इसी प्रकार, मनुष्य के भीतर भी देवता अव्यक्त रूप से विद्यमान है, केवल अज्ञान का आवरण उसे व्यक्त नहीं होने देता। जब ज्ञान इस आवरण को चीर डालता है, तब भीतर का वह देवता व्यक्त हो जाता है।

निर्माणचित्तान्य अस्मितामात्रात्॥ 4.4॥

निर्मित चित्त केवल अस्मिता मात्र से होते हैं।

व्याख्या : कर्मवाद का तात्पर्य यह है कि हमें अपने भले-बुरे कर्मों का फल भोगना ही पड़ता है। सारे दर्शनशास्त्रों का एकमात्र उद्देश्य यह है कि मनुष्य अपनी महिमा को जान ले। सभी शास्त्र मनुष्य की आत्मा की महिमा की घोषणा कर रहे हैं, फिर उसके साथ कर्मवाद का भी प्रचार कर रहे हैं। शुभ कर्मों का शुभ फल और अशुभ कर्मों का अशुभ फल होता है। यदि शुभ और अशुभ कर्म आत्मा पर प्रभाव डाल सकते हों, तो फिर आत्मा तो कुछ भी नहीं रही। वास्तव में अशुभ कर्म तो पुरुष के अपने स्वरूप की अभिव्यक्ति में बाधा भर डालते हैं और शुभ कर्म उन बाधाओं को दूर कर देते हैं। तभी पुरुष की महिमा प्रकट होती है। स्वयं पुरुष में कभी परिवर्तन नहीं होता। तुम चाहे जो करो, तुम्हारी महिमा को (तुम्हारे अपने स्वरूप को) कोई भी नष्ट नहीं कर सकता, क्योंकि कोई भी वस्तु आत्मा पर प्रभाव नहीं डाल सकती। उससे आत्मा पर मानो एक आवरण भर पड़ जाता है, जिससे आत्मा की पूर्णता ढक जाती है।

योगी जल्दी-जल्दी कर्म का क्षय कर डालने के लिए कायव्यूह (शरीरसमूह) का सृजन करते हैं। फिर इन सब शरीरों के लिए वे अपनी अस्मिता या अहंतत्त्व से बहुत से चित्तों की सृष्टि करते हैं। इन निर्मित चित्तों को मूल चित्त से उनका भेद स्पष्ट करने के लिए निर्माणचित्त कहते हैं।

प्रवृत्तिभेदे प्रयोजकं चित्तं एकं अनेकेषाम्॥ 4.5॥

अनेक चित्तों को नाना प्रकार की प्रवृत्तियों में नियुक्त करनेवाला एक चित्त होता है।

व्याख्या : ये अलग-अलग चित्त, जो अलग-अलग देहों में कार्य करते

हैं, निर्माणचित्त कहलाते हैं और इन निर्मित शरीरों को निर्माणदेह कहते हैं। भूत और मन मानो दो अनंत भंडार के समान हैं। योगी होने पर ही तुम उन पर अधिकार प्राप्त करने का रहस्य जान सकोगे। तुम्हें तो वह सदैव विदित था, लेकिन तुम उसे भूल भर गए थे। तुम जब योगी हो जाओगे, तो वह फिर से तुम्हारी स्मृति में आ जाएगा। तब तुम उसे लेकर जो इच्छा हो, वही कर सकोगे।

जिस उपादान से इस बृहत् ब्रह्मांड की उत्पत्ति होती है, यह निर्माणचित्त भी उसी उपादान से निर्मित होता है। मन और भूत आपस में एक-दूसरे से बिल्कुल भिन्न पदार्थ नहीं हैं, वे तो एक ही पदार्थ की दो विभिन्न अवस्थाएँ मात्र हैं। अस्मिता ही वह उपादान, वह सूक्ष्य वस्तु है, जिससे योगी के ये निर्माणचित्त और निर्माणदेह तैयार होते हैं।

अतएव योगी जब प्रकृति की इन शक्तियों का रहस्य जान लेते हैं, तब वे अस्मिता नामक पदार्थ से जितनी इच्छा हो, उतने मन और शरीर निर्माण कर सकते हैं।

तत्र ध्यानजम् अनाशयम्॥ 4.6॥

उनमें से जो ध्यानजनित चित्त होता है, वह कर्म-संस्कारों से रहित होता है।

व्याख्या : विभिन्न व्यक्तियों में हम जो विभिन्न प्रकार के मन देखते हैं, उनमें वही मन सबसे ऊँचा है, जिसे समाधि-अवस्था प्राप्त हुई है। जो व्यक्ति औषधि, मंत्र या तपस्या के बल कुछ शक्तियाँ प्राप्त कर लेता है, उसकी वासनाएँ बनी ही रहती हैं। जो व्यक्ति योग द्वारा समाधि प्राप्त कर लेता है, केवल वही समस्त वासनाओं से मुक्त होता है।

कर्माशुक्लाकृष्णं योगिनस् त्रिविधं इतरेषाम्॥ 4.7॥

योगियों के कर्म अशुक्ल और अकृष्ण होते हैं तथा अन्यों के तीन प्रकार के होते हैं।

व्याख्या : जब योगी इस प्रकार की पूर्णता प्राप्त कर लेते हैं, तब उनके कार्य और उन कार्यों के फल उन्हें फिर बाँध नहीं सकते, क्योंकि उनमें वासना

का संस्पर्श नहीं रह जाता। वे केवल कर्म किए जाते हैं। वे दूसरों के हित के लिए काम करते हैं, दूसरों का उपकार करते हैं, किंतु वे उसके फल की चाह नहीं रखते। अतः वह उनके पास नहीं आता। साधारण मनुष्यों के लिए, जिन्हें यह सर्वोच्च अवस्था प्राप्त नहीं हुई है, कर्म त्रिविध होते हैं—कृष्ण (पापकर्म), शुक्ल (पुण्यकर्म) और मिश्र (पाप और पुण्य मिले हुए)।

ततस् तद्विपाकानुगुणानाम् एवाभिव्यक्तिर् वासनानाम्॥ 4.8॥

उन तीन प्रकार के कर्मों से उनके फलभोगानुकूल वासनाओं की ही अभिव्यक्ति होती है।

व्याख्या : मान लो, मैंने पाप, पुण्य और मिश्रित, ये तीन प्रकार के कर्म किए। उसके बाद मेरी मृत्यु हो गई और मैं स्वर्ग में देवता हो गया। मनुष्यदेह की वासना और देवदेह की वासना एक समान नहीं है। देवदेह खाना-पीना कुछ नहीं करती। यदि बात ऐसी हो, तो फिर आत्मा के जो पूर्व अभुक्त कर्म हैं, जो अपने फलस्वरूप खाने-पीने की वासना को जन्म देते हैं, वे सब भला कहाँ जाते हैं? जब मैं देवता हो जाता हूँ, तब ये कर्म कहाँ रहते हैं? इसका उत्तर यह है कि वासना उपयुक्त वातावरण और क्षेत्र को पाने पर ही प्रकट होती है। जिस समय जिन वासनाओं के प्रकट होने के उपयुक्त वातावरण आता है, उस समय केवल वे ही प्रकट होंगी। शेष सब संचित रहेंगी। इस जीवन में हमारी बहुत सी देवोचित वासनाएँ हैं, बहुत सी मनुष्योचित और बहुत सी पाशविक। जब हम देवदेह धारण करते हैं, तो केवल शुभ वासनाएँ ही प्रकट होती हैं, क्योंकि तब उनके प्रकट होने का उपयुक्त अवसर आता है।

जब हम पशुदेह धारण करते हैं, तो केवल पाशविक वासनाएँ ही ऊपर आती हैं और शुभ वासनाएँ बाट देखती रहती हैं। इससे क्या पता चलता है? यही कि वातावरण की सहायता से हम इन वासनाओं का दमन कर सकते हैं। जो कर्म उस वातावरण के उपयुक्त और अनुकूल हैं, केवल वे ही प्रकट होंगे। इससे यह स्पष्ट रूप से प्रमाणित होता है कि वातावरण की शक्ति स्वयं कर्म का भी दमन कर सकती है।

जातिदेशकालव्यवहितानाम् अप्य
आनन्तर्यं स्मृतिसंस्कारयोः एकरूपत्वात्॥ 4.9॥

जाति, देश और काल—इन तीनों का व्यवधान रहने पर भी कर्म के संस्कारों में व्यवधान नहीं होता है, क्योंकि स्मृति और संस्कार, दोनों का एक ही स्वरूप है।

व्याख्या : समस्त अनुभूतियाँ सूक्ष्म आकार धारण कर संस्कार के रूप में परिणत हो जाती हैं। जब वे संस्कार फिर से जाग्रत् होते हैं, तब उसी को 'स्मृति' कहते हैं। ज्ञानपूर्वक किए गए वर्तमान कर्म के साथ, संस्कार के रूप में परिणत पूर्व-अनुभूतियों का जो परस्पर अज्ञानयुक्त संबंध है, यहाँ पर उसका भी 'स्मृति' शब्द से बोध होता है। प्रत्येक देह में वही संस्कार-समष्टि कर्म का कारण होती है, जो उसी जाति की देह से प्राप्त हुई है। भिन्न जाति की देह से लब्ध संस्कार-समष्टि उस समय शांत रूप से रहती है। प्रत्येक शरीर इस प्रकार कार्य करता है, मानो वह उसी जाति की देह-परंपरा का एक वंशज हो। इस तरह हम देखते हैं कि वासनाओं का क्रम नष्ट नहीं होता।

तासाम् अनादित्वं चाशिषो नित्यत्वात्॥ 4.10॥

उस वासनाओं की अनादिता है, क्योंकि प्राणियों में अपने बने रहने की इच्छा अनादि काल से ही है।

व्याख्या : जो कुछ अनुभव या भोग होते हैं, वे सुख की इच्छा से ही उत्पन्न होते हैं। भोग का कोई आदि नहीं है, क्योंकि प्रत्येक नया भोग पहले किए हुए भोग से उत्पन्न प्रकृति या संस्कार पर आधारित रहता है। अतएव वासना आदि है।

हेतुफलाश्रयालम्बनैः संगृहीतत्वाद्
एषाम् अभावे तदभावः॥ 4.11॥

हेतु, फल, आश्रय और आलंबन—इनसे वासनाओं का संग्रह होता है। इसलिए इन चारों का अभाव होने से उन वासनाओं का भी सर्वथा अभाव हो जाता है।

व्याख्या : वासनाएँ कार्य-कारण सूत्र से ग्रथित हैं। मन से कोई वासना

उदित होने पर वह अपना फल उत्पन्न किए बिना नष्ट नहीं होती। फिर चित्त समस्त पूर्ववासनाओं (कर्मसंस्कारों) का आश्रय है। एक बड़ा भंडारस्वरूप है। ये वासनाएँ संस्कार के रूप में संचित रहती हैं। जब तक उनका कार्य समाप्त नहीं हो जाता, तब तक वे नष्ट नहीं होतीं। फिर जब तक इंद्रियाँ बाहरी विषयों को ग्रहण करती रहेंगी, तब तक नई वासनाएँ भी उठती रहेंगी। यदि वासना के हेतु फल, आश्रय और विषय नष्ट कर दिए जा सकें, तभी उसका समूल विनाश हो सकता है।

अतीतानागतं स्वरूपतोऽस्त्य अध्वभेदाद् धर्माणाम्॥ 4.12॥

धर्मों में काल का भेद होता है। इस कारण जो धर्म (अविद्या, वासना, चित्त और चित्त की वृत्तियाँ आदि) अतीत हो गए हैं और जो अनागत हैं अर्थात् अभी प्रकट नहीं हुए हैं, वे भी स्वरूप से विद्यमान रहते हैं।

व्याख्या : तात्पर्य यह है कि असत् से सत् की उत्पत्ति नहीं होती। अतीत और अनागत यद्यपि व्यक्त रूप से नहीं रहते, फिर भी वे सूक्ष्म अवस्था में रहते हैं।

ते व्यक्तसूक्ष्मा गुणात्मानः॥ 4.13॥

वे समस्त धर्म व्यक्त स्थिति में और सूक्ष्म स्थिति में सदैव गुणस्वरूप ही हैं।

व्याख्या : गुण का तात्पर्य है सत्त्व, रज और तम—ये तीन पदार्थ। उनकी स्थूल अवस्था ही यह परिदृश्यमान जगत् है। भूत और भविष्य, इन तीन गुणों की अभिव्यक्ति की विभिन्न प्रणालियों से उत्पन्न होते हैं।

परिणामैकत्वाद् वस्तुतत्त्वम्॥ 4.14॥

परिणाम की एकता से वस्तु का वैसा होना संभव है।

व्याख्या : यद्यपि वस्तुएँ तीन हैं, अर्थात् सत्त्व, रज और तम, फिर भी उनके परिणामों में एक पारस्परिक संबंध रहने के कारण सभी वस्तुओं में एकत्व है, ऐसा समझना चाहिए।

वस्तुसाम्ये चित्तभेदात् तयो विभक्तः पन्थाः॥ 4.15॥

वस्तु की एकता में चित्त का भेद प्रत्यक्ष है, इसीलिए उनका मार्ग अलग है।

व्याख्या : तात्पर्य यह है कि मन में स्वतंत्र बाह्य जगत् का अस्तित्व है। यहाँ पर बौद्धों के विज्ञानवाद का खंडन किया जा रहा है। चूँकि भिन्न-भिन्न लोग एक ही वस्तु को विभिन्न रूप से देखते हैं, इसलिए वह किसी व्यक्तिविशेष की कल्पना मात्र नहीं हो सकती।

न चैकचित्ततन्त्रं वस्तु तदप्रमाणकं तदा किं स्यात्॥ 4.16॥

इसके सिवा दृश्य वस्तु किसी एक चित्त के अधीन नहीं है, क्योंकि जब वह चित्त का विषय नहीं रहेगी, उस समय वस्तु का क्या होगा?

तदुपरागापेक्षित्वाच चित्तस्य वस्तु ज्ञाताज्ञातम्॥ 4.17॥

चित्त वस्तु के उपराग (अपने में उसका प्रतिबिंब पड़ने) की अपेक्षावाला है, इसी कारण उसके द्वारा वस्तु कभी ज्ञात, कभी अज्ञात होती है; यह सर्वथा उचित है।

सदा ज्ञाताश चित्तवृत्तयस् तत्प्रभोः
पुरुषस्यापरिणामित्वात्॥ 4.18॥

उस चित्त का स्वामी पुरुष परिणामी नहीं है, इसलिए चित्त की वृत्तियाँ उसे सदा ज्ञात रहती हैं।

व्याख्या : अब तक जिस सिद्धांत की बात कही गई है, उसका सारांश यह है कि जगत् मनोमय और भौतिक, इन दो प्रकार का है। ये मनोमय और भौतिक जगत् सतत परिवर्तनशील है। यह पुस्तक क्या है? यह नित्य परिवर्तनशील कुछ परमाणुओं की समष्टि मात्र है। कुछ परमाणु बाहर जा रहे हैं और कुछ भीतर आ रहे हैं। यह सब एक भँवर के समान है। प्रश्न यह है कि ऐसा होने पर फिर एकत्वबोध कैसे हो रहा है? यह पुस्तक सर्वदा एक ही रूप में कैसे दिखती है? कारण यह है कि ये सब परिणाम लयबद्ध (नियमित) रूप से हो रहे हैं। वे मेरे मन में लयबद्ध रूप से अनुभव-प्रवाह भेज रहे हैं। यद्यपि उनके विभिन्न अंश सतत परिवर्तनशील हैं, तो भी वे ही एकत्र होकर एक अविच्छिन्न चित्र का ज्ञान उत्पन्न कर रहे हैं। मन स्वयं सतत परिवर्तनशील है। मन और शरीर मानो विभिन्न मात्रा में गतिशील एक ही पदार्थ के दो स्तर मात्र हैं। तुलना में एक धीमी और दूसरी द्रुततर होने के कारण हम उन दोनों

गतियों को सहज ही पृथक् कर सकते हैं, जैसे एक रेल चल रही है और एक गाड़ी उसके पास से जा रही है। कुछ परिणाम में इन दोनों की ही गतियाँ निर्णीत हो सकती हैं, किंतु दूसरे एक पदार्थ की आवश्यकता है। एक निश्चल वस्तु रहने पर ही गति का अनुभव किया जा सकता है। जहाँ दो-तीन वस्तुएँ विभिन्न मात्रा में गतिशील हैं, वहाँ हमें पहले सबसे जोर से चलनेवाली वस्तु का अनुभव होता है, फिर उससे धीरे चलनेवाली वस्तुओं का। अब प्रश्न यह है कि मन कैसा अनुभव करे? वह तो हमेशा गतिशील है। अतः दूसरी एक वस्तु का रहना आवश्यक है, जो अपेक्षाकृत धीमे रूप से गतिशील हो। उसके बाद उसकी अपेक्षा धीमी गतिशील वस्तु चाहिए, फिर उसकी भी अपेक्षा धीमी; इस प्रकार चलते तो इनका कहीं अंत न होगा। अतएव युक्ति हमें किसी एक स्थान में रुक जाने के लिए बाध्य करती है। किसी अपरिवर्तनशील वस्तु को जानकर हमें इस अनंत शृंखला की समाप्ति करनी ही पड़ेगी। इस कभी समाप्त न होनेवाली गति शृंखला के पीछे अपरिणामी, असंग, शुद्ध स्वरूप पुरुष विद्यमान है। जिस प्रकार मैजिक लालटेन से आलोक की किरणें आकर सफेद कपड़े पर प्रतिबिंबित हो उस पर सैकड़ों चित्र उत्पन्न करती हैं, किसी तरह उसे कलंकित नहीं कर पातीं, ठीक उसी प्रकार विषयानुभूति से उत्पन्न संस्कार पुरुष में प्रतिबिंबित मात्र होते हैं।

न तत् स्वाभासं दृश्यत्वात्॥ 4.19॥

वह चित्त प्रकाशस्वरूप नहीं हैं, क्योंकि वह दृश्य है।

व्याख्या : प्रकृति में सर्वत्र महाशक्ति की अभिव्यक्ति देखी जाती है, किंतु वह स्वप्रकाश नहीं है। स्वभाव से चैतन्यस्वरूप नहीं है। केवल पुरुष ही स्वप्रकाश है। उसके प्रकाश से ही प्रत्येक वस्तु उद्भासित हो रही है। उसी की शक्ति समस्त जड़ पदार्थ और शक्ति के माध्यम से प्रकाशित हो रही है।

एकसमये चोभयानवधारणम्॥ 4.20॥

एक समय में चित्त और उसका विषय, दोनों के स्वरूप को जानना भी नहीं हो सकता है।

व्याख्या : यदि चित्त स्वप्रकाश होता, तो वह एक साथ ही अपना तथा

अपने विषय का अनुभव कर पाता, किंतु ऐसा नहीं होता। चित्त जब किसी विषय-वस्तु में तल्लीन रहता है, तो यह अपने संबंध में कुछ चिंतन नहीं कर सकता। अत: मन स्वप्रकाश नहीं है, केवल पुरुष ही स्वप्रकाश है।

चित्तान्तरदृश्ये बुद्धिबुद्धे अतिप्रसङ्गः स्मृतिसंकरश्च॥ 4.21॥

एक चित्त को दूसरे चित्त का दृश्य मान लेने पर वह चित्त पुन: दूसरे चित्त का दृश्य होगा। इस प्रकार अनावस्था होगी एवं स्मृति का भी मिश्रण हो जाएगा।

व्याख्या : मान लो, एक दूसरा चित्त है, जो इस पहले चित्त का अनुभव करता है। तब तो एक ऐसे तीसरे चित्त की आवश्यकता होगी, जो उस दूसरे चित्त का अनुभव करे। अतएव, इस प्रकार इसका कहीं अंत नहीं होगा। इससे स्मृति की भी गड़बड़ी उपस्थित हो जाएगी, क्योंकि तब स्मृति का कोई निर्दिष्ट भंडार नहीं रह जाएगा।

चितेर् अप्रतिसंक्रमायास् तदाकारापत्तौ स्वबुद्धिसंवेदनम्॥ 4.22॥

यद्यपि चेतनशक्ति (पुरुष) क्रिया से रहित और असंग है, तो भी तदाकार हो जाने पर उसे अपनी बुद्धि का (चित्त का) ज्ञान होता है।

व्याख्या : ज्ञान पुरुष का गुण नहीं है। यह हमें स्पष्ट रूप से समझा देने के लिए पतंजलि ने यह बात कही है। चित्त जब पुरुष के पास आता है, तब पुरुष मानो उसमें प्रतिबिंबित होता है। उस समय के लिए चित्त ज्ञानवान् हो जाता है। तब ऐसा प्रतीत होता है, मानो वही स्वयं पुरुष है।

द्रष्टदृश्योपरक्तं चित्तं सर्वार्थम्॥ 4.23॥

दृष्टा और दृश्य—इन दोनों से रंजित चित्त, सब अर्थवाला होता है।

व्याख्या : एक और दृश्य अर्थात् बाह्य जगत् चित्त में प्रतिबिंबित हो रहा है और दूसरी ओर द्रष्टा अर्थात् पुरुष उसमें प्रतिबिंबित हो रहा है। इसी से उसमें सब प्रकार के ज्ञान को प्राप्त करने की शक्ति आती है।

तद् असंख्येयवासनाभिश चित्रम्
अपि परार्थं संहत्यकारित्वात्॥ 4.24॥

वह असंख्य वासनाओं से चित्रित होने पर भी दूसरे के लिए है, क्योंकि

यह संहत्यकारी (मिल-जुलकर कार्य करनेवाला) होता है।

व्याख्या : यह चित्त नाना प्रकार के पदार्थों की समष्टिस्वरूप है, अतः वह अपने लिए काम नहीं कर सकता। इस संसार में जितने मिश्र पदार्थ हैं, सभी का प्रयोजन किसी अन्य वस्तु से है—ऐसी किसी तीसरी वस्तु से, जिसके लिए वे पदार्थ इस तरह से मिश्रित हुए हैं। अतएव यह चित्तरूपी मिश्रण केवल पुरुष के लिए है।

विशेषदर्शिन आत्मभावभावनानिवृत्तिः ॥ 4.25 ॥

समाधिजनित विवेक ज्ञान द्वारा चित्त और आत्मा के भेद को प्रत्यक्ष कर लेनेवाले योगी की आत्मभाव विषयक भावना सर्वथा निवृत्त हो जाती है।

व्याख्या : विवेक-बल से योगी जान लेता है कि पुरुष चित्त नहीं है।

तदा विवेकनिम्नं कैवल्यप्राग्भारं चित्तम् ॥ 4.26 ॥

उस समय योगी का चित्त विवेक में झुका हुआ कैवल्य के अभिमुख हो जाता है।

व्याख्या : इस प्रकार योगाभ्यास से विवेकशक्तिरूप दृष्टि की शुद्धता प्राप्त होती है। हमारी आँखों के सामने से आवरण हट जाता है। तब हम वस्तु के यथार्थ स्वरूप की उपलब्धि करते हैं। हम तब जान लेते हैं कि प्रकृति एक यौगिक पदार्थ है और उसके ये सारे दृश्य केवल साक्षीस्वरूप पुरुष के लिए हैं। तब हम जान लेते हैं कि प्रकृति ईश्वर नहीं है। इस प्रकृति की सारी संहति, सारे संयोग केवल हमारे हृदय-सिंहासन में विराजमान राजा पुरुष को यह सब दृश्य दिखाने के लिए हैं। जब दीर्घकाल तक अभ्यास के फलस्वरूप विवेक का उदय होता है, तब भय चला जाता है और कैवल्य की प्राप्ति हो जाती है।

तच्छिद्रेषु प्रत्ययान्तराणि संस्कारेभ्यः ॥ 4.27 ॥

उस समाधि के अंतराल में दूसरे पदार्थों का ज्ञान पूर्व संस्कारों से होता है।

व्याख्या : हमें सुखी करने के लिए कोई बाहरी वस्तु आवश्यक है, ऐसा विश्वास पैदा करनेवाले जो सब भाव हममें उठते हैं, वे सिद्धिलाभ में बाधक हैं। पुरुष स्वभाव से सुखस्वरूप और आनंदस्वरूप है। यह ज्ञान पूर्व संस्कारों से ढका हुआ है। इन सब संस्कारों का क्षय होना आवश्यक है।

हानं एषां क्लेशवद् उक्तम्॥ 4.28॥

इन संस्कारों का विनाश क्लेशों की भाँति कहा गया है।

प्रसंख्यानेऽप्य अकुसीदस्य सर्वथा विवेकख्यार्ते धर्ममेघः समाधिः॥ 4.29॥

जिस योगी का विवेक ज्ञान की महिमा में भी वैराग्य हो जाता है, उसका विवेक ज्ञान सर्वथा प्रकाशमान रहने के कारण उसे धर्ममेध समाधि की प्राप्ति हो जाती है।

व्याख्या : जब योगी इस विवेकज्ञान को प्राप्त कर लेते हैं, तब उनके पास पूर्व अध्याय में बतलाई गई सिद्धियाँ आ जाती हैं। सच्चे योगी इन सबका परित्याग कर देते हैं। उनके पास 'धर्ममेघ' नामक एक विशेष प्रकार का ज्ञान, एक विशेष प्रकार का आलोक आता है। इतिहास ने संसार के जिन सब महान् धर्माचार्यों का वर्णन किया है। उन सभी को यह धर्ममेघ समाधि हुई थी। उन्होंने ज्ञान का मूल स्रोत अपने भीतर ही पाया था। सत्य उनके निकट अत्यंत स्पष्ट रूप से प्रकाशित हुआ था। पूर्वोक्त सिद्धियों की असारता को छोड़ देने के कारण शांति, समता और पूर्ण पवित्रता उनका स्वभाव ही बन गई थी।

ततः क्लेशकर्मनिवृत्तिः॥ 4.30॥

उस धर्ममेघ समाधि से क्लेश और कर्मों का सर्वथा नाश हो जाता है।

व्याख्या : जब यह धर्ममेघ समाधि होती है, तब पतन की आशंका फिर नहीं रह जाती। तब योगी को कुछ भी नीचे नहीं खींच सकता। तब उनके लिए न कोई बुराई रह जाती है, न कोई कष्ट।

तदा सर्वावरणमलापेतस्य
ज्ञानस्यानन्त्याज ज्ञेयं अल्पम्॥ 4.31॥

उस समय जिसके सब प्रकार के परदे और मैल हट चुके हैं, ऐसा ज्ञान अनंत सीमारहित हो जाता है, इस कारण ज्ञेय पदार्थ अल्प हो जाते हैं।

व्याख्या : ज्ञान तो भीतर में ही है, केवल उसका आवरण चला जाता है। किसी बौद्ध शास्त्र ने 'बुद्ध' (यह एक अवस्था का सूचक है) शब्द की परिभाषा दी है—अनंत आकाश के समान अनंत ज्ञान। ईसा इस अवस्था की प्राप्ति कर क्राइस्ट हो गए थे। तुम सभी उस अवस्था की प्राप्ति करोगे। तब

ज्ञान अनंत हो जाएगा, अतः ज्ञेय अल्प हो जाएगा। तब यह सारा जगत्, अपनी सब प्रकार की श्रेय वस्तुओं के साथ पुरुष के समक्ष शून्यरूप से प्रतिभासित होगा। साधारण मनुष्य अपने को अत्यंत क्षुद्र समझता है, क्योंकि उनको श्रेय वस्तु अनंत प्रतीत होती है।

ततः कृतार्थानां परिणामक्रमसमाप्तिर्गुणानाम्॥ 4.32॥

उसके बाद अपने काम को पूरा कर चुकनेवाले गुणों के परिणाम क्रम समाप्त हो जाते हैं।

व्याख्या : तब गुणों के ये सब विभिन्न परिणाम (एक जाति से उनकी दूसरी जाति में परिणत होना) बिल्कुल समाप्त हो जाते हैं।

क्षणप्रतियोगी परिणामापरान्तनिर्ग्राह्यः क्रमः॥ 4.33॥

जो क्षणों का प्रतियोगी है और जिसका स्वरूप परिणाम के अंत में समझ में आता है, वह क्रम है।

व्याख्या : पतंजलि ने यहाँ 'क्रम' शब्द की परिभाषा दी है। 'क्रम' शब्द से उन परिणामों का बोध होता है, जो प्रत्येक क्षण से संबंधित हैं। मैं सोच रहा हूँ, इसमें कितने क्षण चले गए? इस प्रत्येक क्षण के साथ भाव का परिवर्तन होता है। मैं उन सब परिणामों को एक श्रेणी के अंत में ही अर्थात् एक परिणाम-परंपरा के बाद ही समझ सकता हूँ। इसे क्रम कहते हैं, किंतु जो मन सर्वव्यापी हो गया है, उसके लिए फिर क्रम नहीं रह जाता। उसके लिए सबकुछ वर्तमान हो गया है। भूत और भविष्य उसके ज्ञान से बिल्कुल चले जाते हैं। तब मन काल पर विजय प्राप्त कर लेता है और उसके पास सबकुछ विद्युत् की झलक के समान झट से प्रकाशित हो जाता है।

पुरुषार्थशून्यानां गुणानां प्रतिप्रसवः कैवल्यं
स्वरूपप्रतिष्ठा वा चितिशक्ति इति॥ 4.34॥

जिनका पुरुष के लिए कोई कर्तव्य शेष नहीं रहा, ऐसे गुणों का अपने कारण में विलीन हो जाना कैवल्य है अथवा द्रष्टा का अपने स्वरूप में प्रतिष्ठित हो जाना कैवल्य है।

व्याख्या : प्रकृति का काम समाप्त हो गया। हमारी परम कल्याणमयी

धात्री प्रकृति ने इच्छापूर्वक जिस निस्स्वार्थ कार्य का भार अपने कंधों पर लिया था, वह समाप्त हो गया। उसने मानो आत्मविस्तृत जीवात्मा का हाथ पकड़कर उसे धीरे-धीरे संसार के समस्त भोगों का अनुभव कराया, अपनी समस्त अभिव्यक्ति दिखाई, सारे विकास दिखाए। इस प्रकार वह उसे विभिन्न शरीरों से ले जाते हुए क्रमशः उच्च से उच्चतर अवस्था में उठती हुई महसूस हुई। अंत में आत्मा ने अपनी खोई हुई महिमा फिर से प्राप्त कर ली, अपना स्वरूप फिर से उनके मानस में उदित हो गया। तब वह करुणामयी जननी जिस रास्ते से आई थी, उसी रास्ते में वापस चली गई और उस लोगों को रास्ता दिखाने में प्रवृत्त हो गई, जो इस जीवन के पथविहीन मरुभूमि में अपना पथ खो बैठे हैं। वह अनादि, अनंत काल से इस प्रकार काम करती चली आ रही है। बस इसी प्रकार सुख और दुःख, भले और बुरे के माध्यम से होते हुए जीवात्माओं की अनंत नदी सिद्धि और आत्म-साक्षात्कार रूप समुद्र की ओर प्रवाहित हो रही है।

जिन्होंने अपने स्वरूप का अनुभव कर लिया है, उनकी जय हो। वे हम सबको आशीर्वाद दें!

□

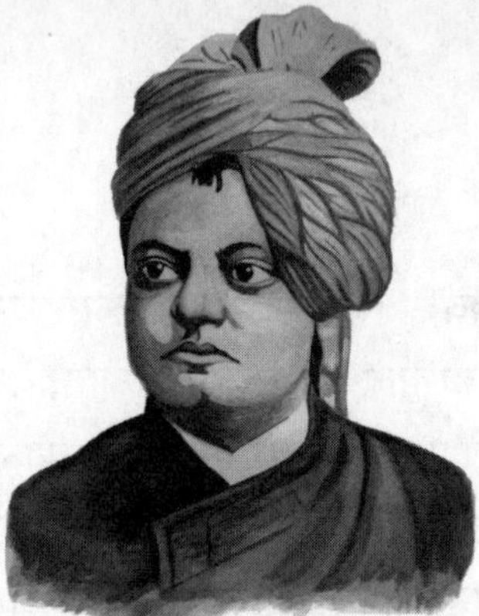

स्वामी विवेकानंद : महत्त्वपूर्ण तिथियाँ

- 12 जनवरी, 1863 : कोलकाता में जन्म
- सन् 1879 : प्रेजीडेंसी कॉलेज में प्रवेश
- सन् 1880 : जनरल एसेंबली इंस्टीट्यूशन में प्रवेश
- नवंबर 1881 : श्रीरामकृष्ण परमहंस से प्रथम भेंट
- सन् 1882-1886 : श्रीरामकृष्ण परमहंस से संबद्ध
- सन् 1884 : स्नातक परीक्षा उत्तीर्ण; पिता का स्वर्गवास
- सन् 1885 : श्रीरामकृष्ण परमहंस की अंतिम बीमारी
- 16 अगस्त, 1886 : श्रीरामकृष्ण परमहंस का निधन
- सन् 1886 : वराह नगर मठ की स्थापना
- जनवरी 1887 : वराह नगर मठ में संन्यास की औपचारिक प्रतिज्ञा
- सन् 1890-1893 : परिव्राजक के रूप में भारत भ्रमण
- 24 दिसंबर, 1892 : कन्याकुमारी में
- 13 फरवरी, 1893 : प्रथम सार्वजनिक व्याख्यान, सिंकदराबाद में
- 31 मई, 1893 : मुंबई से अमेरिका रवाना
- 25 जुलाई, 1893 : वैंकूवर, कनाडा पहुँचे
- 30 जुलाई, 1893 : शिकागो आगमन
- अगस्त 1893 : हार्वर्ड विश्वविद्यालय के प्रो. जॉन राइट से भेंट

- 11 सितंबर, 1893 : धर्म महासभा, शिकागो में प्रथम व्याख्यान
- 27 सितंबर, 1893 : धर्म महासभा, शिकागो में अंतिम व्याख्यान
- 16 मई, 1894 : हार्वर्ड विश्वविद्यालय में संभाषण
- नवंबर 1894 : न्यूयॉर्क में वेदांत समिति की स्थापना
- जनवरी 1895 : न्यूयॉर्क में धर्म-कक्षाओं का संचालन आरंभ
- अगस्त 1895 : पेरिस में
- अक्टूब 1895 : लंदन में व्याख्यान
- 6 दिसंबर, 1895 : वापस न्यूयॉर्क
- 22-25 मार्च, 1896 : हार्वर्ड विश्वविद्यालय में व्याख्यान
- 15 अप्रैल, 1896 : वापस लंदन
- मई-जुलाई 1896 : लंदन में धार्मिक-कक्षाएँ
- 28 मई, 1896 : ऑक्सफोर्ड में मैक्समूलर से भेंट
- 30 दिसंबर, 1896 : नेपल्स से भारत की ओर रवाना
- 15 जनवरी, 1897 : कोलंबो, श्रीलंका आगमन
- 6-15 फरवरी, 1897 : मद्रास में
- 19 फरवरी, 1897 : कलकत्ता आगमन
- 1 मई, 1897 : रामकृष्ण मिशन की स्थापना
- मई-दिसंबर 1897 : उत्तर भारत की यात्रा
- जनवरी 1898 : कलकत्ता वापसी
- 19 मार्च, 1899 : मायावती में अद्वैत आश्रम की स्थापना
- 20 जून, 1899 : पश्चिमी देशों की दूसरी यात्रा
- 31 जुलाई, 1899 : लंदन आगमन
- 28 अगस्त, 1899 : न्यूयॉर्क आगमन
- 22 फरवरी, 1900 : सैन फ्रांसिसको में

- 14 अप्रैल, 1900 : सैन फ्रांसिसकों में वेदांत समिति की स्थापना
- जून 1900 : न्यूयॉर्क में अंतिम कक्षा
- 26 जुलाई, 1900 : यूरोप रवाना
- 24 अक्तूबर, 1900 : वियना, हंगरी, कुस्तुनतुनिया, ग्रीस, मिस्र आदि देशों की यात्रा
- 26 नवंबर, 1900 : भारत को रवाना
- 9 दिसंबर, 1900 : बेलूड़ मठ आगमन
- जनवरी 1901 : मायावती की यात्रा
- मार्च–मई 1901 : पूर्वी बंगाल और असम की तीर्थ यात्रा
- जनवरी–फरवरी 1902 : बोध गया और वाराणसी की यात्रा
- मार्च 1902 : बेलूड़ मठ में वापसी
- 4 जुलाई, 1902 : महासमाधि

□□□